Diagnostik sozialer Kompetenzen

Kompendien
Psychologische Diagnostik

herausgegeben von

Prof. Dr. Franz Petermann und Prof. Dr. Heinz Holling

Band 4

Diagnostik sozialer Kompetenzen

von

Dr. Uwe Peter Kanning

Hogrefe · Verlag für Psychologie
Göttingen · Bern · Toronto · Seattle

Diagnostik sozialer Kompetenzen

von

Uwe Peter Kanning

Hogrefe · Verlag für Psychologie
Göttingen · Bern · Toronto · Seattle

Dr. phil. Uwe Peter Kanning, geb. 1966. 1987-1993 Studium der Psychologie, Pädagogik und Soziologie in Münster. 1993-1994 Studium an der University of Kent at Canterbury, England, als Stipendiat des DAAD. Ab 1994 DFG-Promotionsstipendium. 1997 Promotion. Seit 1997 Wissenschaftlicher Mitarbeiter, seit 1999 Akademischer Rat am Psychologischen Institut IV und Mitarbeiter in der Beratungsstelle für Organisationen (BfO) der Universität Münster.

Bibliografische Information Der Deutschen Bibliothek

Die Deutsche Bibliothek verzeichnet diese Publikation in der Deutschen Nationalbibliografie; detaillierte bibliografische Daten sind im Internet über <http://dnb.ddb.de> abrufbar.

Rohnsweg 25, D-37085 Göttingen

http://www.hogrefe.de
Aktuelle Informationen • Weitere Titel zum Thema • Ergänzende Materialien

---

Satz: Typografik KF, Weimar
Gesamtherstellung: Hubert & Co., Göttingen
Printed in Germany
Auf säurefreiem Papier gedruckt

ISBN 3-8017-1641-4

Vorwort der Herausgeber

Die Methoden der Psychologischen Diagnostik dienen der Erhebung und Aufbereitung von Informationen, um begründete Entscheidungen zu treffen. Heute bietet die Psychologische Diagnostik ein großes Spektrum an Erhebungsverfahren, das von systematischen Ansätzen zur Befragung und Beobachtung bis zum Einsatz psychometrischer Tests und physiologischer Methoden reicht. Immer schwieriger wird die gezielte Auswahl geeigneter Verfahren und die Kombination verschiedener Ansätze im Rahmen einer ökonomischen Diagnosestrategie.

Unsere Buchreihe möchte aktuelles Wissen über diagnostische Verfahren und Prozeduren zur Weiterentwicklung der Psychologischen Diagnostik zusammenstellen. Wir als Herausgeber der Buchreihe erwarten, dass zukünftig die Kompetenzen der Psychologischen Diagnostik verstärkt nachgefragt werden. Es handelt sich hierbei um Basiskompetenzen psychologischen Handelns, denen in den letzten beiden Jahrzehnten im deutschen Sprachraum relativ wenig Aufmerksamkeit geschenkt wurde. Zukünftig sollten Problemanalysen und Problemlösungen vermehrt auf dieses gut fundierte Fachwissen der Psychologie zurückgreifen.

Die einzelnen Bände dieser Reihe konzentrieren sich jeweils auf spezifische psychologische Themengebiete wie zum Beispiel Depression oder Aufmerksamkeit. Durch diese Spezifikation können diagnostische Fragen im Rahmen der einzelnen Themen intensiver als in der Standardliteratur abgehandelt werden. Zudem kann eine engere Verbindung zwischen theoretischen Grundlagen und den diagnostischen Fragestellungen erfolgen.

Diese Reihe möchte dem Praktiker eine Orientierung und Vorgehensweisen vermitteln, um in der Praxis eine optimale Diagnosestrategie zu entwickeln. Kurzgefasste Übersichten über die aktuellen Trends, praxisnahe Verfahrensbeschreibungen und Fallbeispiele erleichtern auf verschiedenen Ebenen den Zugang zum Thema. Ziel der Reihe ist es somit, die diagnostische Kompetenz im Alltag zu erhöhen. Dies bedeutet vor allem

- diagnostische Entscheidungen zu verbessern,
- Interventionsplanungen besser zu begründen und
- in allen Phasen der Informationsgewinnung die Praxiskontrolle zu optimieren.

Unser Anspruch besteht darin, bestehende Routinen der Psychologischen Diagnostik kritisch zu durchleuchten, Bewährtes zu festigen und neue Wege der Diagnostik, zum Beispiel im Rahmen computerunterstützter Vorgehensweisen und neuerer testtheoretischer Ansätze, zu etablieren.

Mit unserer Buchreihe möchten wir in den nächsten Jahren schrittweise und systematisch verschiedene Anwendungsbereiche der Psychologischen Diagnostik bearbeiten. Pro Jahr sollen zwei bis drei Bände publiziert werden, wobei jeder Band zirka 120 Druckseiten haben soll. Folgende Bände sind in Vorbereitung:

Forensisch-psychologische Diagnostik
Intelligenzdiagnostik
Motivationsdiagnostik

Die Reihe startete mit Fragestellungen der Klinischen Diagnostik und wird sich schrittweise auf andere Gebiete erweitern. Wir wünschen hierzu einen intensiven Austausch mit unseren Lesern.

Bremen und Münster, im Januar 2003

Franz Petermann
und *Heinz Holling*

Inhaltsverzeichnis

Vorwort

Seit vielen Jahrzehnten beschäftigt sich die Psychologie mit dem Sozialverhalten von Menschen. Dabei ist der Forschungsgegenstand beinahe so breit angelegt wie der des menschlichen Verhaltens an sich, da unser Handeln fast immer in sozialen Kontexten stattfindet und sich in der einen oder anderen Weise auf andere Menschen bezieht. Das Thema „Soziale Kompetenz" ist jedoch keineswegs nur für die Grundlagenforschung von Interesse. Im Gegenteil, der größte Teil der Forschung findet sich in den angewandten Forschungszweigen wie etwa der Klinischen Psychologie. Überdies ist die Diagnostik sozialer Kompetenzen für unterschiedlichste Praxisfelder von Bedeutung. Klinische Psychologen beschäftigen sich in der Praxis beispielsweise mit der Frage, wie Aggressionen oder soziale Ängste – beides Formen sozialer Inkompetenz – entstehen und wie sie zu überwinden sind. In der Personaldiagnostik werden bei nahezu jeder Stellenbesetzung u. a. auch soziale Kompetenzen der Kandidaten erfasst. Führungskräfte, Verkäufer, Kundenberater, Mitarbeiter von Produktionsteams oder Projektgruppen, sie alle können ihre Fachkompetenzen nur dann effektiv einbringen, wenn sie es auch verstehen, mit anderen Menschen umzugehen. Die Vielfalt der sozialen Kompetenzen, die bei diesem „Umgehen mit anderen Menschen" eine wichtige Rolle spielen ist sehr groß. Erfolgreiches Sozialverhalten setzt beispielsweise voraus, dass man sich in andere Menschen hineindenken kann, um soziale Verhaltensregeln weiß, sein eigenes Verhalten reflektieren und willentlich steuern kann. Ein sozial kompetentes Verhalten ist dadurch gekennzeichnet, dass der Akteur seine eigenen Ziele erfolgreich verwirklicht, dabei gleichzeitig aber die Interessen der hiervon betroffenen Menschen achtet. Im Idealfall trägt soziale Kompetenz mithin zu einer Interessenverwirklichung aller Parteien bei.

Das vorliegende Buch gibt einen Einblick in die unterschiedlichen Methoden zur Diagnose sozialer Kompetenzen. Die Verfahren reichen von klassischen Leistungstests über Fragebogeninstrumente und Interviews bis hin zur Verhaltensbeobachtung.

Die Darstellung richtet sich gleichermaßen an psychologisch vorgebildete Leser und Studierende als auch an psychologische Laien, die sich beispielsweise als Mitarbeiter von Personalabteilungen, als Führungskräfte, Lehrer oder Erzieher oft täglich mit Fragen der Diagnose sozialer Kompetenzen beschäftigen müssen.

An dieser Stelle sei erneut Frau Margret Unger gedankt, die den vorliegenden Text von zahllosen Tippfehlern befreit hat. Falls sich dennoch der eine oder andere Fehler in die Endfassung hinüber gerettet haben sollte, so ist dies allein dem Autor zuzuschreiben.

Münster, im November 2002 *Uwe Peter Kanning*

1 Soziale Kompetenz – Definition und Abgrenzung

Der Begriff der sozialen Kompetenz bezieht sich auf ein äußerst breites Spektrum menschlicher Fähigkeiten und Fertigkeiten und weist dabei Überschneidungen mit zahlreichen verwandten Konzepten auf. Sucht man nach dem „kleinsten gemeinsamen Nenner“, so ließe sich wohl in Übereinstimmung mit allen betroffenen Forschern sagen, dass soziale Kompetenz „irgendwas“ mit zwischenmenschlichen Interaktionen zu tun habe. Auch ließe sich schnell ein Konsens im Hinblick auf die grundsätzliche Multidimensionalität des Konstruktes herbeiführen. Statt von sozialer Kompetenz zu sprechen, wäre es mithin auch legitim, immer den Plural „soziale Kompetenzen“ zu verwenden. Doch schon bei der Frage, ob es sinnvoll sei, zeitlich überdauernde Kompetenzen zu definieren oder aber von einer fundamentalen Situationsspezifität entsprechender Kompetenzen auszugehen, scheiden sich die Meinungen der Gelehrten.

Sozialkompetenz umfasst viele Fähigkeiten und Fertigkeiten

Die Aufgabe der nachfolgenden Abhandlung besteht darin, ein wenig Licht in das Dunkel der unterschiedlichen Positionen zu bringen. Wir werden sehen, dass so manche Unstimmigkeit auf mangelnde sprachliche Präzision zurückzuführen ist oder sich hierin lediglich der jeweils spezifische Blickwinkel unterschiedlicher psychologischer Disziplinen widerspiegelt.

Zunächst nehmen wir eine allgemeine Unterscheidung zwischen Kompetenz und kompetentem Verhalten vor und übertragen sie anschließend auf den hier interessierenden Bereich der sozialen Kompetenzen. In einem weiteren Schritt wird es um die Differenzierung verschiedener Facetten sozialer Kompetenz sowie um eine Abgrenzung zu verwandten Konzepten gehen. Den Abschluss bildet eine Systematisierung diagnostischer Methoden.

1.1 Soziale Kompetenz und sozial kompetentes Verhalten

Bevor wir uns mit der Frage beschäftigen, was sich hinter dem Begriff „soziale Kompetenz“ verbirgt, erscheint es sinnvoll, zunächst einmal den allgemeineren Begriff der „Kompetenz“ zu hinterfragen. Unter dem Kompetenzbegriff werden qualitativ sehr unterschiedliche Sachverhalte subsummiert (vgl. Ford, 1985). Während beispielsweise die einen die Verhaltenspotenziale des Individuums im Blick haben, meinen die anderen ein konkretes Verhalten bzw. die Konsequenzen desselben, wenn sie den Begriff der Kompetenz verwenden.

Goldfried und D'Zurilla (1969) schließen sich der letzteren Position an, wenn sie unter Kompetenz ein „effektives Funktionieren" des Individuums verstehen. Als effektiv ist dabei ein *Verhalten* zu bewerten, wenn es dazu dient, für den Akteur positive Konsequenzen zu maximieren bzw. negative zu minimieren. Da jedes Verhalten in einer konkreten Situation nicht allein durch die Fähigkeiten und Fertigkeiten des Akteurs, sondern durch vielfältige Einflüsse der Umwelt beeinflusst wird, ist damit zu rechnen, dass ein und dasselbe Verhalten in verschiedenen Situationen zu unterschiedlichen Konsequenzen führt. Folgt man Goldfried und D'Zurilla, so würde man dieselbe Person einmal als kompetent, ein andermal hingegen als inkompetent bezeichnen, je nachdem, welche Konsequenzen aus einem bestimmten Verhalten in einer konkreten Situation erwachsen. Bei einem solchen Sprachgebrauch wird entgegen den Realitäten die Verantwortung für die Konsequenz eines Verhaltens vollständig auf den Akteur des Geschehens attribuiert. Dies gilt selbst dann, wenn das Ergebnis einer Handlung objektiv durch den Zufall zu erklären wäre, wie dies beispielsweise beim Glücksspiel der Fall ist. Eine solche Definitionspraxis ist ebenso wenig differenziert wie sinnvoll.

Kompetenz als Potenzial

Vertreter einer alternativen Definition verstehen unter Kompetenz ein *Potenzial* des Individuums, bestimmte Verhaltensweisen zeigen zu können (Ford, 1995). Damit wird prinzipiell zwischen den Fähigkeiten und Fertigkeiten des Individuums auf der einen Seite und dem Verhalten in einer konkreten Situation auf der anderen Seite differenziert. Die Person kann auch dann als kompetent gelten, wenn aus ihrem Verhalten einmal nicht die gewünschten Konsequenzen erwachsen. Entscheidend ist nur, dass sie prinzipiell in der Lage wäre, ein entsprechendes Verhalten zu zeigen. Hieraus erwachsen weitreichende Konsequenzen für die Diagnostik. Während im Fall der ersten Definition eine einzige Verhaltensbeobachtung ausreichen würde, um die Kompetenz eines Individuums zu diagnostizieren, müsste man im zweiten Fall mehrere Beobachtungen in unterschiedlichen Situationen vornehmen. Erst dann, wenn sich in mehreren Situationen ein bestimmtes Verhalten zeigt, kann man sicher sein, dass dies etwas mit den Eigenschaften des Akteurs zu tun hat und nicht allein auf die Spezifika des Kontextes oder gar den Zufall zurückzuführen ist. Der größere diagnostische Aufwand wird dadurch belohnt, dass die möglichen Aussagen und Schlussfolgerungen vergleichsweise weitreichend sind. Aus der Beobachtung eines einzigen Ereignisses lässt sich nichts über zukünftige Ereignisse ableiten. Weiß man hingegen, dass sich eine bestimmte Person auch über mehrere Situationen hinweg in einer bestimmten Art und Weise verhalten hat, so liegt hierin eine seriöse Basis für verallgemeinernde Charakterisierungen sowie für die Prognose zukünftigen Verhaltens. Die zweite Kompetenzdefinition setzt insgesamt betrachtet eine differenziertere Auseinandersetzung mit dem Forschungsgegenstand voraus. Darüber hinaus entspricht sie eher unserem Alltagssprachgebrauch als die erste Definition (vgl. Brockhaus, 1990). Vieles spricht somit für eine Verwendung des Kompetenzbegriffes im Sinne der zweiten Definition.

Kompetenz vs. kompetentes Verhalten

Auch wir wollen uns im weiteren Verlauf der vorliegenden Arbeit der zweiten Definition anschließen (vgl. Abb. 1). Wir sprechen von *Kompetenz*, wenn wir die Fähigkeiten und Fertigkeiten eines Menschen meinen, ein bestimmtes – noch näher zu charakterisierendes – Verhalten zu zeigen. Die Kompetenz entspricht einem Potenzial, das nicht in jeder spezifischen Situation in gleicher Weise wirken muss. Der Begriff des *kompetenten Verhaltens* bleibt hingegen der Kennzeichnung eines konkreten Verhaltens in einer spezifischen Situation vorbehalten. Aus der Beobachtung des Verhaltens über mehrere Situationen hinweg kann auf die Kompetenzen des Individuums geschlossen werden. Die Kompetenz stellt somit eine Disposition, aber keinesfalls eine Garantie für kompetentes Verhalten dar. Besitzt der Akteur eine bestimmte Kompetenz, so ist er prinzipiell geeignet, ein entsprechend kompetentes Verhalten zu zeigen. Die Tatsache, dass nicht immer auch tatsächlich ein kompetentes Verhalten resultiert, stellt dabei seine Kompetenz an sich nicht in Frage. Hier verhält es sich ganz so wie bei vielen intellektuell hoch begabten Kindern, die zwar einen weit überdurchschnittlichen Intelligenzquotienten aufweisen, in der Schule aber dennoch durchschnittliche oder gar unterdurchschnittliche Leistung zeigen (Holling & Kanning, 1999). Sie besitzen zwar die Kompetenz zu überdurchschnittlichen intellektuellen Leistungen, können diese aber nicht in ein entsprechend kompetentes Verhalten umsetzen.

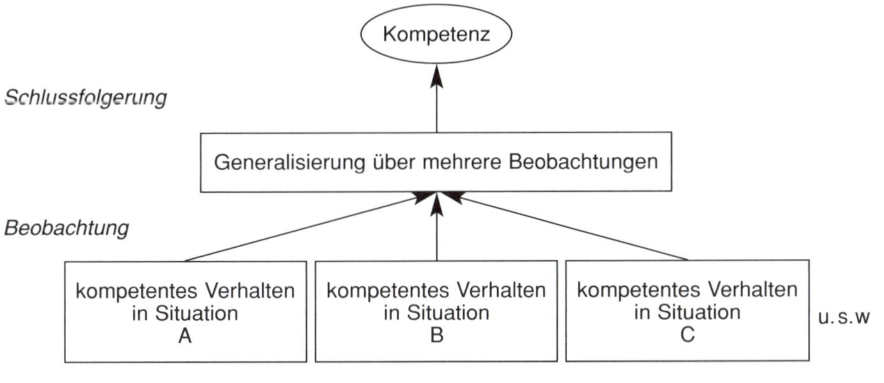

Abbildung 1:
Kompetenz und kompetentes Verhalten

Soziale Kompetenzen stellen – wie die Bezeichnung leicht vermuten lässt – eine Teilmenge der Gesamtheit aller Kompetenzen dar, die in einem Menschen angesiedelt sind. Will man definieren, um welche Teilmenge es sich dabei handelt, so führt dies zu der Frage, welche Konsequenzen mit einem sozial kompetenten bzw. einem sozial inkompetenten Verhalten verbunden sind. Die Antworten auf diese Frage sind vielfältig und lassen sich zu drei Ansätzen gruppieren.

Soziale Kompetenz als Durchsetzungsfähigkeit

Die umfangreichste Literatur stellt die Klinische Psychologie zur Verfügung. Die Auseinandersetzung mit dem Thema soziale Kompetenz geht hier vor allem auf die verhaltentherapeutische Behandlung sozial ängstlicher Patienten zurück (vgl. Fliegel, Groeger, Künzel, Schulte & Sorgatz, 1994; Ullrich & Ullrich de Muynck, 1999). Die soziale Ängstlichkeit besteht z. B. darin, dass die Betroffenen sich nicht trauen, „nein" zu sagen, wenn sie von anderen um einen Gefallen gebeten werden, nicht auf andere Menschen zugehen können oder gar vollständig den Kontakt zu anderen meiden. Das Ausmaß der Störung ist mithin sehr unterschiedlich und reicht von geringfügigen Beeinträchtigungen des Interaktionsverhaltens bis hin zu massiven Einschnitten in der Lebensqualität. Im Zentrum steht dabei die mehr oder minder stark eingeschränkte Fähigkeit des Patienten, sich in sozialen Interaktionen erfolgreich für die eigenen Interessen einsetzen zu können. Im Umkehrschluss erscheint ein hohes Maß an *Durchsetzungsfähigkeit* als wünschenswert. Vor diesem Hintergrund ist es nicht verwunderlich, dass vor allem die Interessen des Handelnden in das Zentrum klinisch-psychologischer Kompetenzdefinitionen rückt. So definieren z. B. Hinsch und Pfingsten (2002) soziale Kompetenz „als die Verfügbarkeit und Anwendung von kognitiven, emotionalen und motorischen Verhaltensweisen, die in bestimmten sozialen Situationen zu einem langfristig günstigen Verhältnis von positiven und negativen Konsequenzen für den Handelnden führen." Die Rolle möglicher Interaktionspartner wird dabei nicht explizit angesprochen, so als wäre es egal, welche Konsequenzen für sie aus dem Verhalten des Akteurs erwachsen. Vergleichbare Definitionen finden sich auch in der Organisationspsychologie (z. B. Greif, 1987).

Soziale Kompetenz als Anpassungsfähigkeit

Eine völlig andere Sichtweise dokumentieren manche entwicklungspsychologische Publikationen (The Consortium on the School-based Promotion of Social Competence, 1996; DuBois & Felner, 1996; Waters & Sroufe, 1983). Die Entwicklung sozialer Kompetenzen wird darin häufig gleichgesetzt mit der „*Anpassung*" des Individuums an die Umwelt, in die es hinein sozialisiert wird. Auch diese Perspektive erscheint aus dem spezifischen Blickwinkel der betroffenen Forscher verständlich. Beiden Disziplinen, die Klinische sowie die Entwicklungspsychologie beschäftigen sich mit unterschiedlichen Ausschnitten menschlichen Verhaltens bzw. mit verschiedenen Teilpopulationen. Während der Umgang mit sozial ängstlichen Patienten den Aspekt der mangelnden Durchsetzungsfähigkeit in den Fokus der Aufmerksamkeit rückt, tritt bei der Betrachtung der Sozialisation der Aspekt der Anpassung durch Lernprozesse in den Vordergrund. Die Vertreter beider Positionen akzentuieren daher sehr unterschiedliche einander vordergründig ausschließende Facetten sozialer Kompetenz.

Soziale Kompetenz als Kompromiss zwischen Anpassung und Durchsetzung

Eine dritte Gruppe zahlreicher Definitionsversuche greift diesen Gedanken auf und integriert beide Positionen, indem sie sozial kompetentes Verhalten als einen „*Kompromiss zwischen Anpassung und Durchsetzung*" versteht (vgl. Anton & Weiland, 1993; Döpfner, Schlüter & Rey, 1981; Petermann, 1995; Riemann & Allgöwer, 1993). Jemand, der sich sozial kompetent verhält, ist demzufolge in der Lage, eigene Interessen in sozialen Interaktionen zu verwirklichen, ohne dabei jedoch die Interessen seiner Interaktionspartner zu verletzen. Wahrscheinlich würden sich auch die meisten Vertreter der ersten beiden Definitionsgruppen einer solchen Sichtweise anschließen können, denn letztlich laufen auch ihre Definitionen implizit auf einen entsprechenden Kompromiss hinaus: Seine eigene Interessen durchsetzen kann langfristig nur derjenige, der auch den Interessen seiner Interaktionspartner Raum lässt. Denken wir in diesem Zusammenhang z. B. an einen Vorgesetzten, der die Leistungen seiner Mitarbeiter auf seine eigenen Fahnen schreibt, um hierüber Karriere zu machen. Wenn er nicht zum Ausgleich auch seinen Mitarbeitern eine gewisse Interessenverwirklichung ermöglicht, wird sich dies früher oder später auf die Leistungen der Arbeitsgruppe und damit indirekt auch auf die Interessenverwirklichung des Vorgesetzten auswirken. Umgekehrt gilt ebenfalls, dass auch die Anpassung an die Interessen anderer zumindest langfristig den eigenen Interessen dient. Das Kind, das sich z. B. den Verhaltensregeln der Schule unterwirft, wird dafür mit Aufmerksamkeit, Wohlwollen, Schulerfolgen u. Ä. belohnt. Vor dem Hintergrund dieser Überlegungen sowie der weiter oben vorgenommenen Unterscheidung zwischen Kompetenz und kompetentem Verhalten stellen wir zwei Definitionen auf, die der weiteren Diskussion zu Grunde liegen (vgl. Abb. 2).

Definitionen

Sozial kompetentes Verhalten
Verhalten einer Person, das in einer spezifischen Situation dazu beiträgt, die eigenen Ziele zu verwirklichen, wobei gleichzeitig die soziale Akzeptanz des Verhaltens gewahrt wird.
Soziale Kompetenz
Gesamtheit des Wissens, der Fähigkeiten und Fertigkeiten einer Person, welche die Qualität eigenen Sozialverhaltens – im Sinne der Definition sozial kompetenten Verhaltens – fördert.

Abbildung 2:
Definition sozialer Kompetenz und sozial kompetenten Verhaltens

Beide Definitionen beinhalten „Leerstellen“, die im konkreten Anwendungsfall, also z. B. bei der Konstruktion eines Messinstrumentes zur Diagnose sozialer Kompetenzen, mit spezifischen Inhalten zu füllen sind.

So können die *Ziele*, die eine Person mit ihrem Verhalten in einer spezifischen Situation verfolgt, sehr unterschiedlich sein. Auch spielt es eine Rolle, ob eine kurzfristige oder eher langfristige Zielerreichung angestrebt wird.

Von zentraler Bedeutung in der Definition sozial kompetenten Verhaltens ist die *soziale Akzeptanz*. Auch hier gilt es, die Variable im Anwendungsfall mit Leben zu füllen. Die Akzeptanz kann sich auf die ummittelbaren oder langfristigen Ziele des Interaktionspartners beziehen. Ebenso sind aber auch übergeordnete gesellschaftliche Werte denkbar. Verdeutlichen wir uns dies einmal am Beispiel eines Polizeibeamten, der eine Verhaftung vornehmen muss. Mit großer Sicherheit können wir davon ausgehen, dass der Delinquent dem Verhalten des Polizisten keine Akzeptanz entgegenbringen wird. Wählen wir die Interessen des Straftäters als Bezugspunkt, so wäre die Verhaftung zwangsläufig sozial inkompetent. Bezieht man sich bei der Bestimmung der sozialen Akzeptanz hingegen auf die Interessen der Opfer oder der Gesellschaft als Ganzes, die kriminelles Verhalten nicht hinnehmen will, so kann dasselbe Verhalten als sozial kompetent gelten.

Soziale Kompetenz – ein wertender Begriff

Letztlich handelt es sich beim Konzept des sozial kompetenten Verhaltens also um einen *wertenden Begriff*, wobei die Wertung jedoch nicht schon in der Definition an sich angesiedelt ist. Die Definition liefert lediglich die Variablen, die dann im konkreten Anwendungsfall mit z.T. wertbezogenen Inhalten zu füllen sind (Welches sind die Ziele des Handelnden? Was kann im konkreten Fall als sozial akzeptabel gelten?). In der Konsequenz kann somit jedes Verhalten im Prinzip auch sozial kompetent genannt werden. Die Anwendung der Definition zwingt jedoch dazu, die Bezugspunkte der jeweiligen Bewertung offen zu legen. Dies wiederum hat zur Folge, dass auf der Basis expliziter Ausformulierungen der Leerstellen sehr wohl deutlich zwischen kompetentem und inkompetentem Verhalten zu differenzieren ist.

Soziale Kompetenz als Potenzial

Ein weiterer wichtiger Punkt liegt in der Definition sozialer Kompetenz. Die Kompetenz fördert die Qualität des Sozialverhaltens, ohne sie vollständig determinieren zu können. Hiermit wird dem Umstand Rechnung getragen, dass das Verhalten immer auch in eine Umwelt eingebunden ist, die ihrerseits auf das Ergebnis des Verhaltens Einfluss nimmt. Wie bereits oben erwähnt wurde, verstehen wir „Kompetenz“ mithin als ein Potenzial. Es wird nicht behauptet, eine hohe Kompetenz würde in jeder nur erdenklichen Situation auch zu einem kompetent zu nennenden Ergebnis führen. Dabei umfasst der Kompetenzbegriff Bestandteile des Wissens, der Fähigkeiten und Fertigkeiten des Individuums. Jede einzelne Fähigkeit oder Fertigkeit bzw. jeder Aspekt des Wissens, der im Sinne unserer Definition die Qualität sozialen Verhaltens erhöht, kann als eine eigenständige soziale Kompetenz definiert werden. Der Begriff „soziale Kompetenz“ versteht sich daher als ein Oberbegriff, hinter dem sich mehrere soziale Kompetenzen verbergen. Die Diagnostik muss dem entsprechend auch *multidimensional* erfolgen.

Es gibt viele soziale Kompetenzen

Die Unterscheidung zwischen Wissen, Fähigkeiten und Fertigkeiten stellt dabei nur eine grobe Differenzierung dar. Die wissensbezogenen Kompetenzen umfassen Informationen über grundlegende Spielregeln des zwischenmenschlichen Verhaltens, die in starkem Maße kulturell gebunden sind. Dies gilt z. B. für Begrüßungsrituale oder das Verhalten in öffentlichen Räumen wie z. B. dem Theater. Mit „Fähigkeiten“ meinen wir sehr grundlegende, breite Kompetenzen, denen oft auch eine gewisse genetische Determination unterstellt wird. Man denke hier z. B. an Extraversion. Der Begriff der „Fertigkeiten“ bezieht sich demgegenüber auf sehr viel konkretere, erlernte Kompetenzen wie z. B. die motorische Ausführung des Begrüßungsrituals.

In einer Interaktion werden immer mehrere Kompetenzen zusammenwirken. Das sehr einfache Beispiel der Begrüßung verdeutlicht dies: Der Akteur muss wissen, welches Verhalten bei der Begrüßung eines Fremden im Gegensatz zur Begrüßung eines nahen Verwandten angemessen ist. Darüber hinaus kann die Handlung nur dann erfolgreich vollzogen werden, wenn er auch die entsprechenden Fertigkeiten zur Umsetzung des Wissens in eine Handlung erworben hat (z. B. auf das Gegenüber zugehen, die rechte Hand ausstrecken, die Hand des anderen nehmen, leicht drücken, nach einer Sekunde wieder loslassen, parallel dazu dem Gegenüber ins Gesicht schauen und etwas sagen). Die allgemeinere Fähigkeit der Extraversion ist in diesem Falle vor allem im Hinblick auf die Ausgestaltung der Handlung von Bedeutung. Je nach Ausprägung der Fähigkeit erhält die Begrüßung eine eher ängstliche, gehemmte Note oder gerät zu einer besonders freundlichen, lebhaften Interaktion.

nicht alle Kompetenzen sind in jeder Situation gleich wichtig

Die Multidimensionalität des Kompetenzbegriffes lässt die Frage aufkommen, welche Kompetenzen in besonderer Weise für die Erzeugung sozial kompetenten Verhaltens von Bedeutung sind. Es ist höchst unwahrscheinlich, dass alle Kompetenzen in jeder erdenklichen Interaktion die gleiche Rolle spielen. Die inhaltliche Bandbreite sozialer Interaktionen, in die Menschen involviert sein können, ist immens groß. Sie reicht von alltäglichen Begrüßungen, dem Einkauf in einem Supermarkt oder dem Smalltalk mit einem flüchtigen Bekannten über libidinös motivierte Interaktionen mit dem eigenen Lebenspartner bis hin zu handfesten Konflikten im Straßenverkehr. Betrachten wir nur einmal die unterschiedlichen beruflichen Situationen, denen ein Mensch ausgesetzt werden kann, so wird deutlich, wie verschieden die Anforderungen sind, die der Alltag an jeden einzelnen von uns stellen kann. Eine Kindergärtnerin steht vor weitestgehend anderen Aufgaben der Interaktion als beispielsweise ein Verkäufer, der im Straßenverkauf seine Waren anpreisen muss oder ein Therapeut, der sich auf die Behandlung von Depressionen spezialisiert hat. Auf Grund der Vielfältigkeit der Situationen und der damit einhergehenden Diversität der Anforderungen ist anzunehmen, dass mitunter sehr unterschiedliche Kompetenzen zum Erfolg führen. Während der Erfolg einer Therapie maßgeblich von Fähigkeiten zur Perspektivenübernahme abhängt, erklärt sich der Erfolg der Kindergärtnerin möglicherweise vor allem über ihre eigene Durchsetzungsfähigkeit. Der Straßenhändler muss demgegenüber über besondere rhetorische Fähigkeiten verfügen, um seine Verkaufsgespräche zu einem guten Abschluss bringen zu können. Auch wenn – wie in unserem hypothetischen Beispiel – unterschiedliche Kompetenzen maßgeblich sein werden, so dürften die jeweils verbleibenden doch keineswegs völlig unbedeutend sein. Natürlich muss auch die Kindergärtnerin rhetorische Fähigkeiten besitzen und die Perspektive der ihr anvertrauten Kinder übernehmen können. Entscheidend ist mithin das Zusammenspiel mehrerer Kompetenzen, die unterschiedlich stark ausgeprägt sein müssen.

Abbildung 3 verdeutlicht den Sachverhalt. Person A unterscheidet sich in ihrem Profil der Ausprägungen sozialer Kompetenzen deutlich von Person B. Während das Profil von A ideal zu den Anforderungen einer konkreten Interaktion passt, stellen sich bei B deutliche Diskrepanzen heraus. Es ist damit zu rechnen, dass A sich in der Situation weitaus sozial kompetenter verhalten wird als B. In einer anderen Situationen, die eher dem Profil von B entspricht, würde dies jedoch völlig anders aussehen. Natürlich ist die Darstellung in Abbildung 3 stark vereinfacht. Zum einen ist zu bedenken, dass vorhandene Kompetenzen nicht immer zu 100 % in entsprechendes Verhalten umzusetzen sind. Starke psychische oder physische Belastungen können einer Umsetzung im Wege stehen. Dies gilt auch für Variablen wie z. T. die Zugehörigkeit zu einer stigmatisierten Gruppe oder Behinderungen (siehe auch Petermann, 1999). Zum anderen können Kompetenzen zumindest in beschränktem Maße auch Veränderungen erfahren. Mit zahlreichen Trainingsprogrammen versucht insbesondere die Klinische Psychologie einen solchen Prozess aktiv zu forcieren (z. B. Ullrich & Ullrich de Muynck, 1978; Hinsch & Pfingsten, 2002). Die Unterschiede zwischen den Personen A und B aus unserem Beispielfall können hierdurch im Extremfall verschwinden.

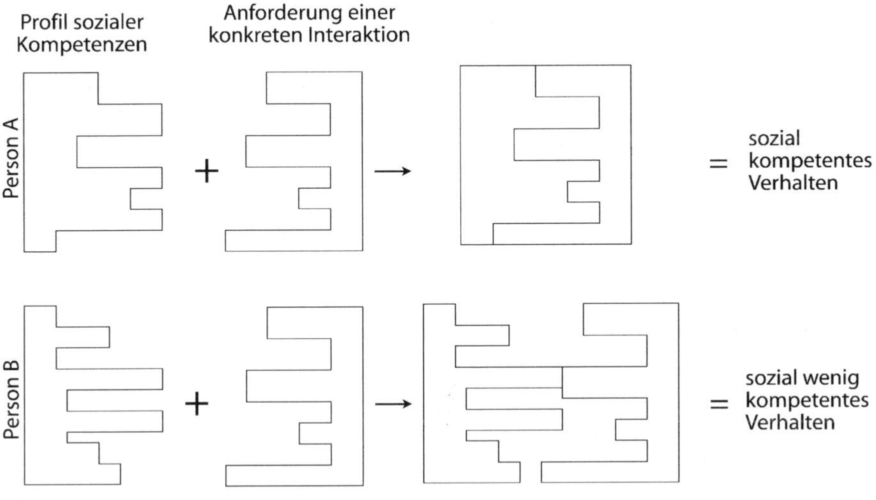

Abbildung 3:
Zusammenspiel zwischen Kompetenz und Anforderung der Situation

Im Hinblick auf die Passung zwischen den sozialen Kompetenzen auf der einen Seite und den Anforderungen, die eine konkrete Interaktion auf der anderen Seite stellt, können wir mit Reschke (1995) zwei Formen der sozialen Kompetenz differenzieren. *Allgemeine soziale Kompetenzen* sind solche, die keinerlei Spezifizierung im Hinblick auf bestimmte Situationen aufweisen. Dies gilt beispielsweise für Extraversion oder Perspektivenübernahme. Jeder Mensch wird eine bestimmte Ausprägung beider Kompetenzen aufweisen, die situationsübergreifend definierbar ist. Der Unterschied zwischen den Individuen besteht also nicht in der Existenz, wohl aber in der Ausprägung des jeweiligen Merkmals. Daneben können aber auch sehr *spezifische soziale Kompetenzen* existieren, über die nur solche Menschen verfügen, die entsprechende Lernerfahrungen aufweisen. So wird beispielsweise ein Manager, der seit vielen Jahren in der Leitung eines Konzerns tätig ist sehr spezifische soziale Kompetenzen ausgebildet haben, in denen er sich deutlich von einer erfahrenen Altenpflegerin unterscheidet. Beide waren im Rahmen ihrer beruflichen Tätigkeiten völlig unterschiedlichen Lernumgebungen ausgesetzt und haben daher auch verschiedene spezifische soziale Kompetenzen entwickeln können. Während die Altenpflegerin möglicherweise zahlreiche Menschen beim Sterben begleitet hat, wird der Manager unzählige „Verkaufsgespräche" mit ausländischen Kunden geführt haben. Dabei können die spezifischen Kompetenzen auch als eine auf Erfahrungen basierende Ausdifferenzierung allgemeiner sozialer Kompetenzen verstanden werden. Nur selten dürften sie sich völlig unabhängig von vorhandenen Kompetenzen entwickelt haben. Beide Gruppen von sozialen Kompetenzen – die allgemei-

allgemeine vs. spezifische Kompetenzen

nen sowie die spezifischen – können entscheidend zur Generierung eines sozial kompetenten Verhaltens in einer konkreten Situation beitragen. Ob die einen wichtiger sind als die anderen hängt letztlich von den Anforderungen einer konkreten Situation ab. Verlassen wir das Feld beruflicher Interaktionen, so gibt es sicherlich viele Situationen, in denen weder der Manager noch die Altenpflegerin von den genannten Kompetenzen profitieren können.

1.2 Dimensionen allgemeiner sozialer Kompetenz

Welche sozialen Kompetenzen gibt es?

Die sozialen Kompetenzen einer Person liefern die Basis für ein sozial kompetentes Verhalten in spezifischen Situationen. Welches sind nun aber konkret die Dimensionen sozialer Kompetenz? Zahlreiche Publikationen bemühen sich um eine Antwort auf diese Frage, ohne dass bislang ein Konsens in Sicht wäre. Die Ansätze sind sehr heterogen – nicht nur im Hinblick auf die Anzahl relevant erscheinender Dimensionen, sondern auch in Bezug auf das gewählte Abstraktionsniveau der Analyse. Eine Unterscheidung zwischen allgemeinen und spezifischen Dimensionen wird in aller Regel nicht vorgenommen, wobei die meisten Konzepte sich allerdings ausschließlich auf erstere beschränken. Die allgemeinen Kompetenzen stellen sich dabei als eine Teilmenge gängiger Persönlichkeitsmerkmale dar. Hierin ist kein Problem zu sehen, denn natürlich können alle zeitlich überdauernden Kompetenzen auch als ein Aspekt der Persönlichkeit definiert werden. Die Umkehrung gilt sicherlich nicht.

Kanning (1999a, 2002a) unternimmt den Versuch, die Vielzahl der in der Literatur genannten Dimensionen zu bündeln. Hierhinter verbirgt sich der Gedanke, dass in der Literatur der Raum relevanter Kompetenzen allein schon auf Grund der bloßen Anzahl der Nennungen bereits umfassend beschrieben sein müsste. Das Problem liegt vor allem in der häufigen Verwendung von Synonymen sowie den unterschiedlichen Abstraktionsniveaus der einschlägigen Analysen. In einem ersten Schritt wurden daher zunächst neuere sowie häufig zitierte ältere Auflistungen sozialer Kompetenzen gesichtet. So konnten mehr als 100 Nennungen sozialer Kompetenzen zusammengetragen werden. Auf der Basis der durch die jeweiligen Autoren vorgenommenen Definitionen wurden die einzelnen Kompetenzen in einem zweiten Schritt nach inhaltlichen Gesichtspunkten sortiert. Lagen keine expliziten Definitionen vor, so erfolgte die Zuordnung allein auf der Grundlage des allgemeinen Sprachverständnisses. In einem dritten Schritt ging es schließlich darum, Synonyme unter einem gemeinsamen Begriff zusammenzufassen. Bei der Wahl der Bezeichnung wurde bevorzugt auf etablierte Konstrukte der Psychologie zurückgegriffen. Hierdurch ergibt sich zumindest im Ansatz die Möglichkeit einer stärkeren theoretischen Fundierung der einzelnen Kompetenzen. Aus der bloßen Auflistung plausibel erscheinender Kompetenzen, die der Literatur zu entnehmen sind, kann somit im günstigsten Falle einmal ein ebenso theoretisch wie empirisch fundiertes Netzwerk geflochten werden. Der vierte Schritt bestand schließlich in einer Sichtung der Fachliteratur zu den „neu“ definierten Kompetenzen. Sofern dies die einschlägigen Forschungsergebnisse nahe legte, erfolgte eine Ausdifferenzierung einzelner Kompetenzen. Dies trifft z. B. auf die Unterscheidung zwischen internalen und externalen Kontrollüberzeugungen zu (Heider, 1958; Rotter, 1966). Das Resultat der Bemühungen wird in Abbildung 4 wiedergegeben.

drei Gruppen sozialer Kompetenzen

perzeptiv-kognitiver Bereich	**motivational-emotionaler Bereich**

– Selbstaufmerksamkeit
  – direkt
  – indirekt
– Personenwahrnehmung
– Perspektivenübernahme
– Kontrollüberzeugung
  – internal
  – external
– Entscheidungsfreudigkeit
– Wissen
	– emotionale Stabilität
	– Prosozialität
	– Wertepluralismus

behavioraler Bereich

– Extraversion
– Durchsetzungsfähigkeit
– Handlungsflexibilität
– Kommunikationsstil
  – Unterstützung (fordern & gewähren)
  – Bewertung
  – Einflussnahme
  – Expressivität
  – Zuhören
– Konfliktverhalten
  – Verwirklichung eigener Interessen
  – Berücksichtigung der Interessen anderer
– Selbststeuerung
  – Verhaltenskontrolle im soz. Kontext
  – Selbstdarstellung

Abbildung 4:
Versuch einer Integration diverser Kompetenzkataloge
(nach Kanning, 2002a)

Die Analyse beschränkt sich ausschließlich auf allgemeine soziale Kompetenzen. So wurden z. B. alle Fähigkeiten und Fertigkeiten, die sich explizit und ausschließlich auf das Führen von Mitarbeitern beziehen, als spezifische soziale Kompetenz klassifiziert und daher nicht weiter berücksichtigt. Zusammenfassend betrachtet erscheint die Anzahl der aus der Literatur gewonnenen Dimensionen immer noch recht groß, insbesondere, wenn wir die Ausdifferenzierungen einzelner Dimensionen mit in die Betrachtung einfließen lassen. Der Vorteil gegenüber den einzelnen, mitunter weniger umfangreichen Katalogen besteht einerseits in der breiteren Absicherung durch die Berücksichtigung zahlreicher Publikationen und andererseits in der stärkeren theoretischen Fundierung, die zumindest für einen Teil der genannten Kompetenzen erzielt werden konnte. Abbildung 4 stellt somit eine auf qualitativem Wege generierte Quintessenz der derzeitigen Diskussion und Konzeptbildung im Forschungsbereich der sozialen Kompetenzen dar. Unumgänglich ist nun aber ein fünfter Schritt, mit dessen Hilfe die Kompetenzen zum einen *empirisch* gebündelt und zum anderen auf ihren tatsächlichen Bedeutungsgehalt für die Gestaltung sozialer Interaktionen untersucht werden. Einen ersten Schritt hierzu unternimmt Kanning (2002a). Am Beispiel einer sehr spezifischen Stichprobe (Polizeibeamte) konnte die Kompetenz aus Abbildung 4 zu fünf gut interpretierbaren Faktoren zweiter Ordnung integriert werden: soziale Wahrnehmung, Verhaltenskontrolle, Durchsetzungsfähigkeit, soziale Orientierung und Kommunikationsfähigkeit.

keine empirisch abgesicherte Taxonomie sozialer Kompetenzen

Weitere Studien stehen hier noch aus. Für unsere Zwecke im Rahmen des vorliegenden Buches bleibt an dieser Stelle einstweilen festzuhalten, dass es bislang keine allgemein akzeptierte oder gar empirisch fundierte Taxonomie sozialer Kompetenzen gibt. Dies spiegelt sich auch in der Diagnostik wider.

1.3 Verwandte Konzepte

Neben dem Begriff der sozialen Kompetenz finden sich weitere mitunter sehr prominente Konstrukte, die unser Augenmerk auf die intrapersonalen Voraussetzungen ausgewogener sozialer Interaktionen richten. Es handelt sich dabei um Konzepte, die zum Teil als Synonym für soziale Kompetenz verwendet werden oder aber Teilmengen derselben beschreiben.

soziale Intelligenz

Der älteste dieser Begriffe ist der der *sozialen Intelligenz*. Er geht zurück auf Thorndike (1920), der die soziale Intelligenz als „the ability to understand and manage men and women, boys and girls – to act wiseley in human relation" definiert. Diese sehr allgemeine Definition wurde schon früh in der Intelligenzforschung aufgegriffen, wobei der Schwerpunkt der Auseinandersetzung vor allem in der Beschäftigung mit den kognitiven Voraussetzungen sozialen Verhaltens lag. In der Intelligenztheorie von Sternberg gilt sie neben der akademischen sowie der praktischen Intelligenz als eine der drei grundlegenden Formen menschlicher Intelligenz. Im Gegensatz zu den beiden anderen Formen bezieht sie sich ausschließlich auf interpersonale Interaktionen und wird z. B. relevant, wenn es um die richtige Interpretation nonverbaler Informationen geht. Forscher, wie etwa

Marlowe (1986), verwenden den Begriff völlig synonym mit dem der sozialen Kompetenz, während andere hierin lediglich diejenige Facette der sozialen Kompetenz sehen, welche die kognitiven Fähigkeiten und Fertigkeiten fokussiert (z.B. Cantor & Harlow, 1994; Janker & Merklinger, 1988). In diagnostischen Arbeiten, die in der Tradition der klassischen Intelligenzforschung stehen, wird die soziale Intelligenz meist mit Hilfe sehr abstrakter Problemlöseaufgaben erfasst. Die Probanden müssen dabei z.B. Karten mit Bildern so anordnen, dass sich eine schlüssige Geschichte ergibt oder nonverbale Zeichen richtig deuten. In mehreren Studien konnte allerdings gezeigt werden, dass derartige Messung weder mit Selbst- noch mit Fremdbeobachtungen sozialen Verhaltens korrelieren, während sich gleichzeitig hohe Zusammenhänge zur allgemeinen Intelligenz belegen lassen (zusammenfassend: Schmidt, 1995). Sozialverhalten – so wie auch wir es hier verstehen – setzt somit sehr viel mehr voraus, als nur die Nutzung abstrakter kognitiver Prozeduren und Wissensbestandteile. Gleichzeitig ist ein Verhalten im sozialen Kontext ganz ohne kognitive Operationen, deklaratives und prozedurales Wissen allerdings ebenso wenig denkbar. Wir schließen uns im Folgenden daher der Sichtweise an, die Soziale Intelligenz lediglich als eine Teilmenge sozialer Kompetenzen versteht.

emotionale Intelligenz

Ein zweites Konstrukt, das in den letzten Jahren vor allem durch populärwissenschaftliche Publikationen von sich Reden machen ließ, ist das der *Emotionalen Intelligenz*. Neben Goleman (1995), dem populärpsychologischen „Propheten" der emotionalen Intelligenz, sind die eigentlichen Urheber des Konstruktes nahezu völlig verblasst. Salovey und Mayer (1989–90) verstehen unter emotionaler Intelligenz die Fähigkeit des Individuums, die eigenen Emotionen sowie die Emotionen anderer Menschen erkennen und voneinander unterscheiden zu können, wobei diese Erkenntnisse zur Steuerung des eigenen Verhaltens eingesetzt werden. Die emotionale Intelligenz soll sich sowohl auf die eigene mentale Gesundheit als auch auf die Qualität sozialer Interaktionen positiv auswirken. Die emotionale Kompetenz ist ebenso wie die soziale Kompetenz als multidimensionales Konstrukt zu verstehen: Das Individuum muss Emotionen korrekt beurteilen und selbst ausdrücken können. Der Beurteilungsaspekt bezieht sich sowohl auf die eigene Person (vgl. Salovey, Mayer, Goldman, Turvey & Palfai, 1995) als auch auf andere Menschen. Darüber hinaus muss eine Person mit hoher emotionaler Intelligenz in der Lage sein, ihr eigenen Emotionen zu regulieren. Auch dieser Aspekt bezieht sich sowohl auf das Wohlbefinden des Individuums selbst als auch auf das Verhalten im Rahmen einer Interaktion mit anderen Menschen. Das Versinken in eine langanhaltende, tiefe Traurigkeit ist somit ebenso wenig emotional intelligent zu nennen (vgl. Salovey et al., 1995) wie cholerische Wutausbrüche im Umgang mit Interaktionspartnern. Die dritte Facette der emotionalen Intelligenz bezieht sich auf die Fähigkeit, Emotionen nutzbringend einzusetzen.

Wir verstehen nachfolgend emotionale Intelligenz als eine Teilmenge sozialer Kompetenzen. Ein synonymer Gebrauch wäre kaum zu rechtfertigen, da soziale Kompetenz auch kognitive und behaviorale Aspekte umfasst.

soziale Fertigkeiten

Neben der sozialen und emotionalen Intelligenz findet häufig auch der Begriff der *sozialen Fertigkeiten* Verwendung (z. B. Becker & Heimberg, 1988; Gresham, 1986). Er wird einerseits für sehr spezifische, erlernte soziale Kompetenzen (Becker & Heimberg, 1988), andererseits für Kompetenzen, die im Sinne globaler Persönlichkeitsmerkmale zu verstehen sind (Riggio, 1986; Vaughn & Haager, 1994), reserviert. Eine verbindliche Differenzierung relevanter Fertigkeiten liegt erwartungsgemäß nicht vor. Während Riggio sich ausschließlich auf kognitive Aspekte beschränkt, weiten Schneider und Byrne (1985) den Geltungsbereich auf kommunikative, kognitive und behaviorale Fertigkeiten aus. Eine Extremposition nehmen Becker und Heimberg (1988) ein, wenn sie social skills als ausschließlich situationsspezifisch definieren. Eine Abgrenzung zum Begriff der sozialen Kompetenz wird von keinem der Autoren vorgenommen. Im Rahmen der vorliegenden Abhandlung betrachten wir die sozialen Fertigkeiten als eine Teilmenge sozialer Kompetenzen. Gemeint sind hiermit Kompetenzen, die ein im Vergleich zu Fähigkeiten geringeres Abstraktionsniveau aufweisen und im Laufe des Lebens durch Lernprozesse erworben wurden.

interpersonale Kompetenz

Ein viertes Konstrukt, das hier Erwähnung finden soll, ist das der *interpersonalen Kompetenz*. Buhrmester (1996) bezeichnet hiermit eine Teilmenge sozialer Kompetenzen, die in Interaktionen mit engeren Beziehungen zum Einsatz kommen. Für ihn sind dies die Fähigkeit, Interaktionen zu initiieren, sich selbst anderen Menschen gegenüber zu öffnen, andere Menschen emotional zu unterstützen, eigene Interessen zu vertreten und Konflikte friedfertig zu lösen (Buhrmester et al., 1988). Die Auflistung dieser Kompetenzen lässt allerdings die Frage aufkommen, inwieweit diese Kompetenzen nicht auch in Interaktionen mit Fremden oder Bekannten, wie z. B. Arbeitskollegen oder Vorgesetzten zum Einsatz kommen. Unabhängig von der konkreten Auswahl relevanter Kompetenzen durch Buhrmester et al. (1988) erscheint es allerdings sinnvoll, spezifische soziale Kompetenzen anzunehmen, die bevorzugt in engeren bis hin zu intimen Interaktionen von Bedeutung sind.

Alles in allem trägt die Auseinandersetzung mit verwandten Konzepten wenig zur Erklärung sozial kompetenten Verhaltens bei. Die vorgestellten Konzepte können als Synonym oder als Teilmenge sozialer Kompetenz verstanden werden. Wir bevorzugen die letztere Lösung und verstehen daher die vier genannten Konstrukte in einem engeren Wortsinne, zumal es wenig sinnvoll erscheint, ein und denselben Sachverhalt mit vier oder fünf Synonymen zu belegen. Der Begriff der sozialen Kompetenz ist als Oberbegriff besonders prädestiniert. Anders als die soziale oder emotionale Intelligenz akzentuiert er nicht – gewollt oder ungewollt – von vornherein die kognitive Leistungsfähigkeit des Individuums. Er ist breiter als der Begriff der interpersonalen Kompetenz, da er ebenso auch in intra- oder intergruppalen Interaktionen zum Einsatz kommen kann und keineswegs nur enge persönliche Interaktionen im Blick hat. Überdies ist der Kompetenzbegriff breiter angelegt als der der Fertigkeiten, die nach allgemeinem Sprachgebrauch ein eher geringeres Abstraktionsniveau implizieren. Der Kompetenzbegriff umfasst beides, globale Fähigkeiten sowie spezifische Fertigkeiten.

Unter sozialer Intelligenz verstehen wir diejenige Teilmenge sozialer Kompetenzen, die sich auf kognitive Aspekte bezieht. Emotionale Aspekte können hingegen unter dem Begriff der emotionalen Intelligenz zusammengefasst werden. Soziale Fertigkeiten beschreiben erlernte Kompetenzen mit vergleichsweise geringem Abstraktionsniveau. Der Begriff der interpersonalen Kompetenzen bezieht sich schließlich im Sinne von Buhrmester (1996) auf solche Kompetenzen, die vor allem in engen persönlichen Interaktionen zum Einsatz kommen. Abbildung 5 verdeutlicht die Relation der unterschiedlichen Begriffe. Es fällt dabei auf, dass die Subkonstrukte zwangsläufig auch untereinander verwoben sind.

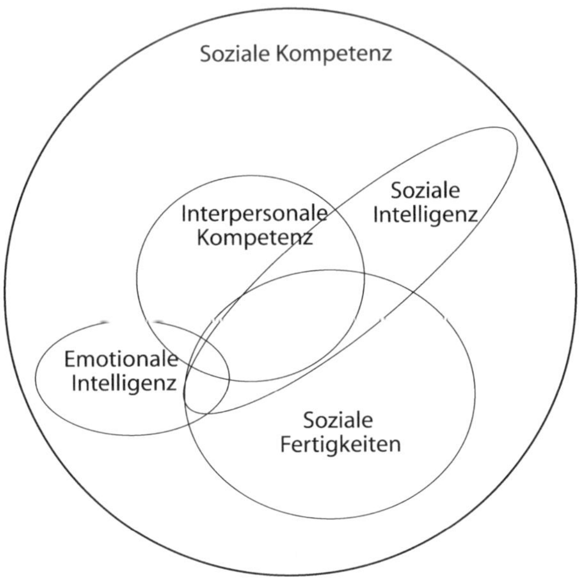

Abbildung 5:
Beziehung zwischen sozialer Kompetenz und verwandten Begriffen

1.4 Systematisierung diagnostischer Methoden

viele Möglichkeiten zur Messung sozialer Kompetenzen

Wie in den nachfolgenden Kapiteln noch zu zeigen sein wird, gibt es sehr viele Möglichkeiten der Diagnostik sozialer Kompetenzen. Zur Systematisierung der Methoden kehren wir noch einmal zu unserer Unterscheidung zwischen sozialer Kompetenz und sozial kompetentem Verhalten zurück.

Die Verfahren unterscheiden sich hinsichtlich der Nähe der erhobenen Daten zu den eigentlich interessierenden Kompetenzen. Dabei lassen sich vier unterschiedliche Vorgehensweisen differenzieren (vgl. Abb. 6): Die größte Nähe zu den sozialen Kompetenzen weisen Verfahren auf, die den Anspruch erheben, die Kompetenzen direkt zu erfassen. Sie beschränken sich allerdings auf die Messung kognitiver sozialer Kompetenzen. Bei allen übrigen Methoden werden die Kompetenzen aus den Sozialverhalten erschlossen. Die zweite Gruppe von Instrumenten arbeitet mit dem sichtbaren Sozialverhalten der Probanden und schließt von Beobachtungen auf die zu Grunde liegenden Kompetenzen. Ähnlich gehen die Verfahren der dritten Gruppe vor. Hierbei begnügt man sich allerdings mit der Analyse von Verhaltensbeschreibungen. Das Sozialverhalten wird in der diagnostischen Situation nur noch vermittelt über Selbst- oder Fremdbeschreibungen erfasst. Die größte Entfernung zu den interessierenden Kompetenzen weisen solche Verfahren auf, die sich schließlich nur noch mit den Konsequenzen des Sozialverhaltens beschäftigen. Sie suchen nach abstrakten Indikatoren, in denen sich die sozialen Kompetenzen des Individuums niederschlagen sollen.

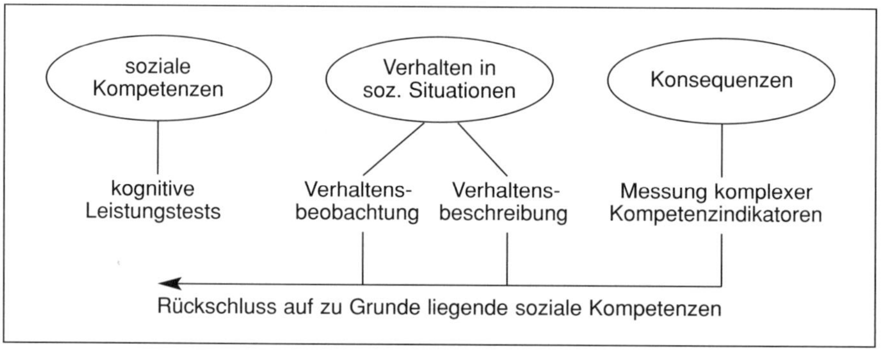

Abbildung 6:
Methodische Zugänge zur Erfassung sozialer Kompetenzen

kognitive Leistungstests

Die erste Gruppe diagnostischer Verfahren unternimmt den Versuch, die Kompetenzen unmittelbar in der diagnostischen Situation zu erfassen. Zum Einsatz kommen *kognitive Leistungstests*, in denen jede Aufgabe mit objektiv richtigen bzw. falschen Lösungsoptionen verbunden ist. Der Proband bearbeitet die Aufgaben, ohne selbst eine Charakterisierung der eigenen Person, seiner Fähigkeiten, Einstellungen oder Verhaltensorientierung vornehmen zu müssen. Die Kompetenzmessung mit Hilfe kognitiver Leistungstests vermeidet mithin den „Umweg" über das Sozialverhalten. Dies ist letztlich jedoch nur bei einigen kognitiv-sozialen Kompetenzen sinnvoll. Entsprechende Instrumente erfassen z. B. das Verständnis um grundlegende Prozesse der Kommunikation sowie des Handelns oder fragen nach dem Wissen um soziale Normen.

Verhaltensbeobachtung

Methoden der *Verhaltensbeobachtung* bieten die Möglichkeit eines indirekteren Zugangs zu den Kompetenzen einer Person. Dabei wird das Sozialverhalten der interessierenden Person unmittelbar in einer sozialen Situation, wie beispielsweise einem Rollenspiel, beobachtet. Geht man im Sinne der in Kapitel 1 aufgestellten Definitionen davon aus, dass sich die sozialen Kompetenzen in der Qualität des sichtbaren Verhaltens niederschlagen, so ist es nahe liegend, das Verhalten selbst zu betrachten. Dieser Schritt ist notwendig, da sich die sozialen Kompetenzen – mit Ausnahme einiger kognitiver – nicht direkt erfassen lassen. Über die Beobachtung des Verhaltens in mehreren unterschiedlichen Situationen wird auf die Ausprägung der zu Grunde liegenden sozialen Kompetenzen geschlossen. Sie treten dabei als stabilisierendes Element des Verhaltens innerhalb der durch die situativen Einflussgrößen erzeugten Variabilität hervor. Dies kann in zweierlei Form geschehen.

Zum einen mag sich ein völlig stabiles Verhaltensmuster zeigen, das durch unterschiedliche situative Bedingungen nicht verändert wird (Beispiel: Ein Schüler reagiert immer auf alle Mitschüler mit aggressiven Ausbrüchen.), zum anderen könnte man ein flexibles Verhaltensmuster beobachten, demzufolge bestimmte Veränderungen in der Situation auch immer mit bestimmten Veränderungen im Verhalten einhergehen (Beispiel: Der Schüler reagiert immer nur bei Kritik an seiner Person aggressiv.). Besitzt man darüber hinaus die Information, dass nicht alle Menschen in gleicher Weise auf die sich verändernden Situationsbedingungen reagieren, so liefert auch das flexible Verhaltensmuster Aufschluss über die Eigenschaften des interessierenden Individuums. Allerdings ist es nicht immer der Anspruch des Verfahrens, zu Grunde liegende Kompetenzen zu erfassen. Manchmal begnügt man sich damit, allein das Verhalten in einer konkreten Situation zu bewerten. Man denke hier z. B. an die Rollenspielmethode in der Behandlung von Verhaltensauffälligkeiten, bei der es gleichermaßen um die Diagnose des aktuellen Sozialverhaltens als auch um dessen Veränderung geht (Fliegel, Groeger, Künzel, Schulte & Sorgatz, 1998). In einem solchen Fall ist die Verhaltensbeobachtung der Königsweg der Diagnose. Fehlt eine (systematische) Variation der situativen Rahmenbedingungen des Verhaltens, so kann man allerdings auch keine weiterreichenden Aussagen über die Kompetenzen oder das Verhalten in anderen als der beobachteten Situation treffen.

Im Regelfall wird die Verhaltensbeobachtung durch andere Menschen (Therapeuten, Vorgesetzte, Diagnostiker u. Ä.) vorgenommen. Ebenso ist aber auch eine *Selbstbeobachtung* denkbar, wenn z. B. ein Patient im Rahmen therapeutischer Maßnahmen ein Tagebuch führt, in dem er sein Verhalten am Abend des abgelaufenen Tages nach zuvor festgelegten Kriterien zusammenfasst und allein oder später gemeinsam mit einem Therapeuten bewertet.

Fremdbeobachtungen können *offen oder verdeckt* ablaufen. Bei einer offenen Beobachtung ist der Proband darüber informiert, dass er beobachtet wird. Im Falle einer verdeckten Beobachtung ist ihm dies nicht klar. Im organisationspsychologischen Kontext treffen wir – nicht zuletzt auch auf Grund gesetzlicher Regelungen zum Schutz der Persönlichkeitsrechte des Einzelnen – ausschließlich auf offene Beobachtungsverfahren.

Weiterhin unterscheiden sich Verhaltensbeobachtungen hinsichtlich der *Standardisierung des Vorgehens*. Bei einem stark standardisierten Verfahren werden die Rahmenbedingungen für alle Probanden konstant gehalten. Die zuvor geschulten Beobachter arbeiten mit einem einheitlichen Protokollsystem und auch die Bewertung erfolgt bei allen Kandidaten nach denselben Prinzipien. Der Grad der Standardisierung kann hinsichtlich all dieser Subkriterien bis hin zu einer völlig freien Beobachtungssituation, die nicht mehr den Charakter einer diagnostischen Messung besitzt, aufgeweicht werden. Erstrebenswert ist für die meisten Anwendungsfragen ein hoher Standardisierungsgrad, ohne dass jedoch die Zielrichtung der Diagnose aus den Augen verloren wird. So ist es beispielsweise in einem Einstellungsgespräch kaum sinnvoll, ausschließlich standardisierte Fragen zu stellen und nicht ggf. auch auf die Spezifika der jeweiligen Bewerbungsunterlagen einzugehen. Im Vergleich hierzu können Verhaltensbeobachtungen, die Bestandteil therapeutischer Maßnahmen sind, häufig mit einem geringeren Standardisierungsgrad auskommen, wenn weniger die Objektivierung eines Eindrucks als vielmehr die Selbstreflexion des Patienten im Zentrum des Interesses steht.

Verhaltens-beschreibung

Bei den Methoden zur *Verhaltensbeschreibungen* besteht bereits eine gewisse Distanz zum tatsächlichen Sozialverhalten des Individuums. Während bei der Verhaltensbeobachtung das Sozialverhalten selbst, also vorwiegend auditive und visuelle Informationen, die Rohdaten darstellen, handelt es sich bei der Verhaltensbeschreibung nur noch um sprachliche Zusammenfassungen des ursprünglichen Geschehens. In der diagnostischen Situation wird das Verhalten nicht mehr live beobachtet. Stattdessen berichtet z. B. ein Patient über seine Ängstlichkeit im Umgang mit anderen Menschen oder ein Bewerber über sein Verhandlungsgeschick. Die Information wird somit immer in gewisse Weise gefiltert, ehe sie diagnostisch aufbereitet werden kann.

Die Verhaltensbeschreibung erfolgt entweder durch das zu bewertende Individuum selbst (Selbstbeschreibung) oder durch eine andere Person, die das interessierende Verhalten beobachtet hat (Fremdbeschreibung). Ähnlich wie bei der Verhaltensbeobachtung gilt es auch hier, die situativen Einflussvariablen von den interessierenden Kompetenzen des Individuums zu trennen. Dies geschieht erneut, indem nicht nur das Verhalten in einer einzelnen Situation betrachtet wird. Stattdessen erfolgt eine Abstraktion über den Einsatz mehrerer Items, die sich jeweils auf einzelne Situationen beziehen (Beispielitems: „In einer fremden Stadt fällt es mir leicht, einen Passanten nach dem richtig Weg zu fragen.“ „In einer Gaststätte komme ich auch mit fremden Menschen schnell ins Gespräch.“). Ebenso ist es möglich, von vornherein bei einzelnen Items über mehrere Situationen hinweg zu generalisieren (Beispiel: „Im Allgemeinen fällt es mir leicht, auf fremde Menschen zuzugehen.“). Die Qualität der Verhaltensbeschreibung steht und fällt mit der Fähigkeit und Bereitschaft des Beschreibenden, sich gegen die systematischen Fehler und Verzerrungen seiner eigenen Urteilsbildung zu wappnen (vgl. Dörner, 1989; Kanning, 1999).

Messung von Kompetenzindikatoren

Die größte Entfernung zur den interessierenden sozialen Kompetenzen des Probanden weisen die Verfahren der vierten Gruppe auf. Die diagnostischen Instrumente beziehen sich auf die Konsequenzen, die einem Sozialverhalten erwachsen und schließen hiervon auf die dem Sozialverhalten zu Grunde liegenden Kompetenzen. So geht man z. B. davon aus, dass eine Person, die viele Freunde hat, über „bessere“ Kompetenzen verfügt als andere Menschen, die sich im Extremfall nur von Feinden umgeben sehen. Ziel der Diagnose ist die Erfassung von solchen *Kompetenzindikatoren*, die einen Rückschluss auf die sozialen Kompetenzen des Probanden zulassen. Dabei geht es in aller Regel allerdings nicht um eine differenzierte Betrachtung einzelner Kompetenzen, sondern vielmehr um eine globale Bewertung (vgl. Kapitel 6).

1.5 Zusammenfassung

Zusammenfassend erscheint die Forschung und Konzeptbildung im Bereich der sozialen Kompetenz noch recht heterogen. Verschiedene Konstrukte buhlen um die Gunst der Forscher und Praktiker. Wobei die soziale Kompetenz als ein in gewisser Weise übergeordnetes Konstrukt verstanden werden kann. Einigkeit herrscht hinsichtlich der Annahme der Multidimensionalität, wohingegen bezüglich Anzahl und Inhalt der

Dimensionen kein Konsens in Sicht ist. All dies hat ohne Zweifel damit zu tun, dass es bislang keine weithin anerkannte integrative Theorie sozialer Kompetenz bzw. sozial kompetenten Verhaltens gibt, die eine systematische Grundlagenforschung anregen und kanalisieren könnte. Dies ist nicht zuletzt auch auf die große Breite des Forschungsgegenstandes zurückzuführen. Andere Forschungsbereiche, die sich mit ähnlich breit angelegten Phänomenen des menschlichen Verhaltens und Erlebens beschäftigen – man denke hier zum Beispiel an das Konzept der „Persönlichkeit“ – weisen die gleichen Probleme auf. Für unsere Fragestellung der Diagnostik sozialer Kompetenzen ist dies gleichwohl weniger ein Problem als für die Forschung. In der Diagnostik muss der Anwender sich selbst nur zunächst fragen, welche Facetten sozialer Kompetenz im konkreten Fall besonders relevant sind. Erst dann kann er auf die Suche nach einem standardisierten Messinstrument gehen oder die Konstruktion eines geeigneten Verfahrens in Angriff nehmen. Ein allumfassendes Instrument, das sich gleichsam wie der Hase aus dem Zylinder ziehen lässt und soziale Kompetenz als Ganzes zu messen vermag, gibt es nicht und wird es sicherlich auch niemals geben. Dies kann man bedauern, weil es die Arbeit des Diagnostikers nicht erleichtert, andererseits zwingt es auch immer wieder zur Auswahl bzw. zur Konstruktion spezifischer Instrumente, die auf die konkret vorliegende diagnostische Aufgabe abgestimmt sind und daher allemal nützlichere Ergebnisse versprechen als ein sehr globales Instrument.

2 Kognitive Leistungstests

Mit Hilfe kognitiver Leistungstests soll lediglich eine Teilmenge sozialer Kompetenten erfasst werden. Dabei handelt es sich um die kognitiven Grundlagen sozial kompetenten Verhaltens. In den Leistungstests geht es darum, Kompetenzen *direkt* zu erfassen (vgl. Abb. 6). Hierzu werden die Probanden mit unterschiedlichen Aufgaben konfrontiert, die es zu bearbeiten gilt. Dem Wesen des Leistungstests folgend gibt es zu jeder Aufgabe eine objektiv richtige bzw. falsche Lösung. Aus der Anzahl der richtigen Lösungen ergibt sich – ggf. unter Berücksichtigung der jeweiligen Aufgabenschwierigkeit – eine Bewertung der Kompetenzen des Probanden. Die Leistungstests beschränken sich dabei auf die Erfassung der kognitiven Grundlagen des Sozialverhaltens. Im Prinzip wird angenommen, dass sich ein Proband in realen Interaktionen umso kompetenter verhält, je besser er im Test abschneidet. Zu unterscheiden sind zwei Vorgehensweisen: Verfahren, die sich am Vorbild klassischer Intelligenztests orientieren und z. B. sozial relevante Gedächtnisleistungen messen sowie Verfahren, die das Wissen um soziale Normen erfassen.

Messung kognitiver Grundlagen des Sozialverhaltens

2.1 Messung der sozialen Intelligenz

Die ältesten Verfahren zur Diagnose sozialer Kompetenzen stehen in der Tradition der Intelligenzmessung. Da die Definition der sozialen Intelligenz durch Thorndike (1920) allgemein als der Beginn der wissenschaftlichen Auseinandersetzung mit sozial kompetentem Verhalten betrachtet wird, ist dies nicht weiter verwunderlich. Die verwendeten Leistungsaufgaben sind sehr vielgestaltig. So müssen z. B. lückenhafte Bildgeschichten durch ein passendes Bild ergänzt oder bestehende Sequenzen durch Hinzufügen weiterer Bilder zu einer sinnvollen Geschichte ausgebaut werden. Andere Aufgaben testen die Gedächtnisleistung für Namen und Gesichter oder überprüfen das Verständnis verbaler Botschaften, indem sprachliche Äußerungen einem passenden psychischen Zustand (z. B. Zorn) zugeordnet werden müssen (Überblick: Bastians & Runde, im Druck; Schmidt, 1995; Walker & Foley, 1973).

Einsatz von kognitiven Leistungsaufgaben

Als besonders prominenten, wenn auch schon etwas „in die Jahre gekommenen" Vertreter dieser Gattung kann der „Georg Washington University

„klassische" Testverfahren

Social Intelligence Test“ (GWSIT) aus dem Jahre 1927 (Moss, Hunt, Omwake & Ronning, 1927) genannt werden, der als erstes Messinstrument in diesem Bereich gilt. In seiner ursprünglichen Fassung bestand der GWSIT aus sechs Untertests:

- Beurteilung sozialer Situationen: Zunächst werden soziale Problemsituationen präsentiert. Anschließend muss der Proband aus einer Reihe von vier vorgegebenen Lösungen eine auswählen.
- Gedächtnis für Namen und Bilder: Die Fotos unterschiedlicher Personen müssen mit den dazugehörigen Namen zunächst memoriert werden. In einem zweiten Schritt sollen Fotos aus dem Gedächtnis heraus wieder den Namen zugeordnet werden.
- Wissen über Prinzipien menschlichen Verhaltens: Allgemeine Fragen über die Natur des menschlichen Verhaltens müssen als zutreffend bzw. unzutreffend klassifiziert werden.
- Identifizieren eines verbalisierten psychischen Zustandes: Zunächst wird ein psychischer Zustand beschrieben. Anschließend muss aus vier Antwortvorgaben diejenige herausgegriffen werden, die diesen Zustand am besten widerspiegelt.
- Interpretation der Mimik: Der psychische Zustand einer Person muss aus einem Bild abgelesen werden, ehe aus vier Antwortvorgaben diejenige herausgesucht wird, die den wahrgenommenen Zustand am zutreffendsten umschreibt.
- Soziale Information: Aussagen zu sozial relevanten Themen müssen als richtig bzw. falsch klassifiziert werden.

  In der weiteren Entwicklung des GWSIT wurden die letzten beiden Untertests durch einen neuen ersetzt:

- Sinn für Humor: Aus einem Witz oder einer beschriebenen lustigen Situation muss die Pointe herausgefunden werden.

Wie bei allen vergleichbaren Tests erweist sich auch beim GWSIT die Konfundierung mit allgemeiner oder verbaler Intelligenz als so hoch, dass eine Prognose des tatsächlichen Sozialverhaltens der Probanden mehr als fragwürdig ist (Jung, 1980).

Ein anderer Klassiker aus dem Bereich der Leistungstests ist der „Six factor Test of Social Intelligence“ (O'Sullivan & Guilford, 1966). Wie der Name schon sagt, besteht der Test aus sechs unterschiedlichen Subtests:

- *cartoon prediction:* Aus einer Reihe von Bildern muss dasjenige ausgewählt werden, das eine zuvor skizzierte Situation am besten fortführt.
- *expression grouping:* In einer Vorlage wird über drei Zeichnungen ein emotionaler Zustand o. Ä. beschrieben. Der Proband muss aus vier Zeichnungen diejenige auswählen, die am besten zu den übrigen passt.
- *missing pictures:* Auf jeweils vier Fotografien wird die Geschichte einer Interaktion erzählt. Der Prozess wird durch eine fehlende Foto-

grafie in der Mitte der Sequenz jedoch unterbrochen. Die Aufgabe des Probanden besteht darin, aus drei alternativen Bildern das in der Geschichte fehlende Bild auszuwählen.

- *missing cartoons:* Der Subtest läuft nach dem gleichen Muster wie Untertest b) ab. Statt der Fotografien kommen jedoch Zeichnungen zum Einsatz, wodurch die Aufgabe im Vergleich zum alltäglichen Leben zusätzlich abstrahiert wird.
- *picture exchange:* Über vier Fotografien hinweg wird eine Geschichte erzählt. Eine Fotografie ist dabei besonders gekennzeichnet. Aus einer Reihe von drei alternativen Fotografien muss diejenige ausgewählt werden, die den Sinn der Geschichte völlig verändert, wenn sie an die Stelle der markierten Fotografie treten würde.
- *social translation:* Zunächst wird der Proband mit der Aussage einer Person konfrontiert. Aus drei alternativen dyadischen Interaktionen muss anschließend diejenige ausgewählt werden, in der die Aussage im Vergleich zu den beiden Alternativen eine völlig andere Qualität besitzen würde. So ist es z. B. üblicher, dass ein Lehrer oder ein Elternteil einen Schüler zurechtweist, als dass der Schüler einen Lehrer maßregelt.

Auch dieser Leistungstest konnte trotz intensiver Bemühungen nicht erfolgreich validiert werden (vgl. Jung, 1980). Die gemessene Leistung ist kein guter Prädiktor für sozial kompetentes Verhalten.

Neben derartigen Verfahren, die zahlreiche Aufgabengruppen aufweisen, existieren viele Instrumente, die weitaus weniger vielschichtig ausfallen (Walker & Foley, 1973). Dies gilt beispielsweise für das Verfahren von Buck (1976), in dem die Probanden in Videoszenen ausschließlich mit den emotionalen Reaktionen eines Protagonisten konfrontiert werden. Ihre Aufgabe besteht darin, aus einer vorgegebenen Reihe möglicher Ursachen diejenige herauszusuchen, welche die emotionale Reaktion hervorgerufen haben könnte.

Bilder sortieren

Im deutschsprachigen Raum finden sich keine komplex angelegten Instrumente. Nur vereinzelt werden ausgewählte Aufgabentypen in wenigen Verfahren eingesetzt. So arbeitet z. B. der Hamburg-Wechsler-Intelligenztest sowohl in der Version für Erwachsene als auch in der Kinderversion (Tewes, 1991; Tewes, Rossmann & Schallberger, 2000) sowie das Adaptive Intelligenz Diagnostikum (Kubinger & Wurst, 1985) mit Bildgeschichten. Die Aufgabe der Probanden besteht darin, eine Reihe von Bildkarten so zu sortieren, dass eine sinnvolle Geschichte entsteht (vgl. Abb. 7). Das Ergebnis dieses Subtests fließt letztlich in die Messung des Intelligenzquotienten ein. Eine tiefer gehende Auseinandersetzung mit den kognitiven Grundlagen des Sozialverhaltens ist nicht vorgesehen.

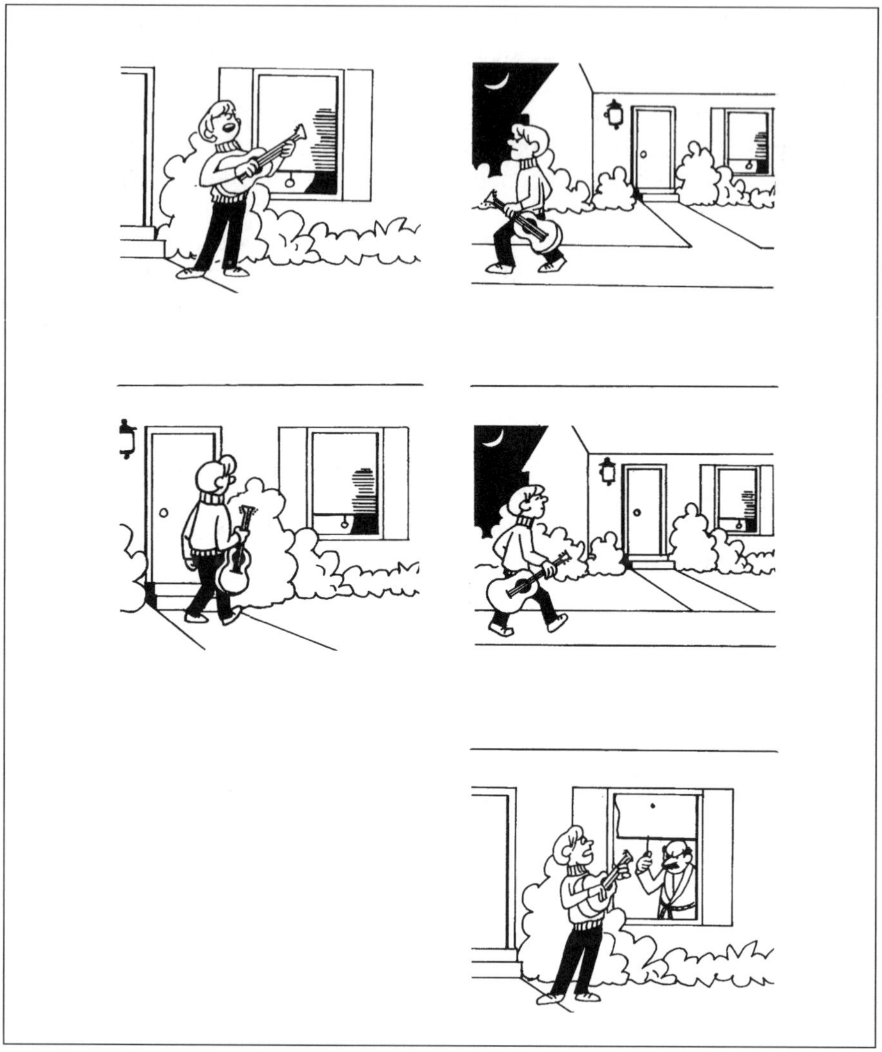

Abbildung 7:
Itembeispiel für den Untertest „Bilderordnen" aus dem HAWIE

Gedächtnistest

Ein zweites Beispiel liefert der Namen-Gesichter-Assoziationstest (NGA; Kessler, Ehlen, Halber & Bruckbauer, 1999). Wie im GWSIT lernen die Probanden zunächst eine Reihe von Porträts mit jeweils zugehörigen Namen der abgebildeten Personen. Im Anschluss an die Lernphase gilt es, in mehreren Durchläufen Bilder und Namen einander wechselseitig zuzuordnen (vgl. Abb. 8). Auch bei diesem Test steht jedoch nicht die Messung der kognitiven Grundlagen des Sozialverhaltens im Zentrum des Interesses. Das Einsatzgebiet liegt vor allem in der neuropsychologischen Dia-

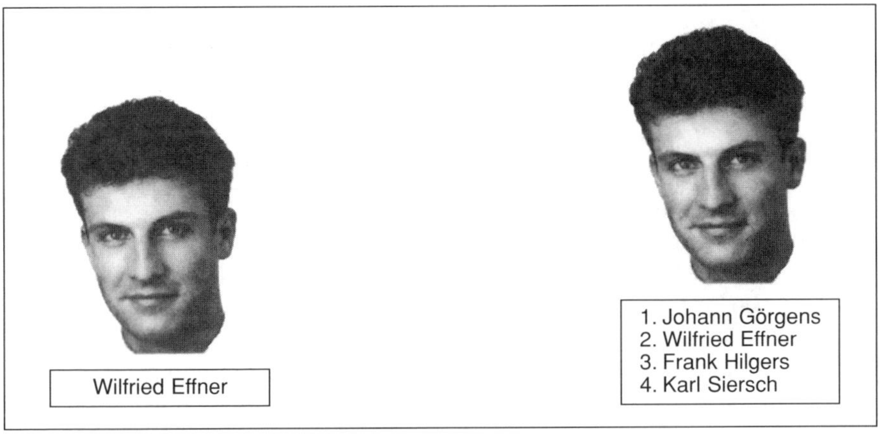

Abbildung 8:
Beispiel für das Bildmaterial aus dem Namen-Gesichter Assoziationstest
(Kessler et al., 1999)

gnostik. Der NAG hat mithin den Charakter eines reinen Gedächtnistests, wobei er sich allerdings auf sozial relevante Gedächtnisinhalte bezieht.

Hornke, Schiff und Hausen (1991) berichten über ein Vorgehen, das als eine Weiterentwicklung des ersten Untertests im Six Factor Test of Social Intelligence (O'Sullivan & Guilford, 1966) verstanden werden kann. Dabei finden allerdings statt der Zeichentrickbilder naturalistische Szenen Verwendung. Hornke et al. (1991) präsentieren den Probanden Videosequenzen, in denen eine soziale Interaktion zu beobachten ist. Nach einiger Zeit stoppt der Film und die Aufgabe besteht nun darin, den weiteren Verlauf des Geschehens zu antizipieren. Dieser Ansatz wurde jedoch bislang nicht zu einem fertigen Messinstrument weiterentwickelt. Er beschreibt mithin lediglich eine weitere Variante kognitiv-sozialer Leistungsitems.

geringe Beziehung zwischen kognitiver Leistung und Sozialverhalten

Ohne Zweifel sind die skizzierten Leistungstests in der Lage, kognitive Leistungen zu erfassen. Diese gemessene Leistung hat jedoch nur wenig mit dem Sozialverhalten, wohl aber sehr viel mit allgemeiner intellektueller Leistungsfähigkeit zu tun. Wahrscheinlich sind die gemessenen kognitiven Fähigkeiten nur auf einem ganz grundlegenden Niveau bedeutsam für das Funktionieren eines Menschen in sozialen Interaktionen. Fast jeder Mensch verfügt über die fraglichen Basisfähigkeiten, so dass ihnen keine Vorhersagekraft für alltägliches Verhalten zukommt. Mit den Testergebnissen kann man bestenfalls einige spezifische Extremfälle sozial auffälligen Verhaltens erklären. Doch hier stellt sich die Frage, ob dies nicht auch ebenso gut mit einem allgemeinen Intelligenztest gelingen könnte, denn auch eine Person mit einem IQ von 50 wird sicherlich Schwierigkeiten im Sozialverhalten aufweisen, da sie das Handeln anderer Menschen nicht richtig versteht.

intelligenztest-ähnliche Aufgaben sind wenig geeignet

In einem Überblick gelangt Schmidt (1995) denn auch zu der Schlussfolgerung, dass der Versuch, soziale Kompetenz über intelligenzähnliche Aufgaben zu messen, weitgehend gescheitert ist. Sofern soziale Kompetenz (bzw. soziale Intelligenz) mit Leistungsaufgaben gemessen wird, mangelt es an einer klaren Abgrenzung zur allgemeinen bzw. verbalen Intelligenz (Marlowe, 1985; Orlik, 1978; Riggio, Messamer & Throckmorton, 1991). Die Leistungsitems in den einschlägigen Verfahren sind nach der Einschätzung von Keating (1978) so sehr kognitiv orientiert, dass zu ihrer Beantwortung nahezu ausschließlich die allgemeine Intelligenz notwendig ist. Personen, die intelligenter sind, zeigen zwangsläufig auch höhere Werte im Bereich der sozialen Kompetenz, weil sie die Leistungsaufgaben besser als weniger intelligente Menschen lösen können. Eine Prognose des tatsächlichen Sozialverhaltens scheitert regelmäßig. Im deutschsprachigen Raum wurden die amerikanischen Verfahren daher nicht neu standardisiert. Eigenständige, vergleichbar komplexe Tests wurden hier erst gar nicht entwickelt. Keating (1978) glaubt, dass Paper-Pencil-Aufgaben an sich zu wenig validen Messungen des Sozialverhaltens führen und schlägt daher vor, verstärkt auf Verhaltensbeobachtungen zurückzugreifen. Hierbei übersieht er jedoch, dass sich klassische Items zur Selbstbeschreibung des Verhaltens sehr wohl als valide erweisen und auch von der allgemeinen Intelligenz abgegrenzt werden können (z. B. Marlowe, 1986). Das Problem liegt offenbar weniger in der Art der Aufgabenpräsentation als vielmehr in den Aufgabeninhalten.

2.2 Messung normbezogenen Wissens

Auch wenn das Fazit der bisherigen Forschung zur Nützlichkeit der klassischen sozial-kognitiven Leistungstests insgesamt eher pessimistisch stimmt, so gibt es doch spezifische Anwendungsfelder, in denen bestimmte kognitive Aufgabentypen durchaus sinnvoll eingesetzt werden können. Die Rede ist hier von den Möglichkeiten, das Wissen um soziale Normen zu erfassen.

Wissen um soziale Verhaltensnormen

Das *Wissen um soziale Normen* stellt eine wichtige Basis sozial kompetenten Verhaltens dar. Es zielt direkt auf den Aspekt der sozialen Akzeptanz in unserer Definition sozial kompetenten Verhaltens (vgl. Kapitel 1). Wer nicht weiß, welche Spielregeln des Miteinanders in einem bestimmten sozialen Setting gelten, läuft Gefahr, ungewollt gegen die Interessen seiner Interaktionspartner zu agieren. Allerdings liegt hierin keineswegs ein Automatismus. Auch bei fehlender Kenntnis der Normen besteht prinzipiell die Möglichkeit, sich per Zufall oder allein durch die subjektive Einschätzung möglicher Regeln korrekt an den Erwartungen der Mitmenschen zu orientieren. Umgekehrt stellt die Kenntnis relevanter Regeln jedoch keine Garantie für ein angemessenes Verhalten dar. Im Extremfall weiß man zwar, wie man sich verhalten sollte, kann diese Erwartungen auf Grund von Kompetenzmängeln in anderen Bereichen jedoch nicht erfüllen. Man denke hier z. B. an einen cholerischen Menschen, der sicherlich weiß, dass er anderen gegenüber nicht aufbrausend reagieren dürfte, dies aber nicht umsetzen kann. Das Wissen erscheint somit weder als eine zwingend notwendige noch als eine hinreichende Bedingung sozial kompetenten Verhaltens. Gleichwohl erhöht es die Wahrscheinlichkeit für ein solches. Die besondere Relevanz des sozialen Wissens wird auch deutlich, wenn wir bedenken, dass selbst innerhalb einer Kultur oder Gesellschaft mitunter sehr divergente Normen und Werte nebeneinander existieren. So sind die gültigen Verhaltensregeln beim Besuch einer Oper z. B. deutlich andere als die beim Besuch einer Studentenparty. Während im ersten Falle beispielsweise das Duzen fremder Passanten einen groben Regelverstoß darstellt, wird Selbiges im zweiten Falle von jedem Teilnehmer geradezu erwartet. Aber auch jenseits der Normen und Werte, die an spezifische soziale Gruppen gebunden sind, kommt dem sozialen Wissen eine nicht zu unterschätzende Bedeutung zu. In jeder Interaktion im anderen Menschen können wir unser Wissen über den konkreten Interaktionspartner, seine Geschichte, Vorlieben oder Abneigungen zur erfolgreichen Verhaltenssteuerung einsetzen. Diagnostische Instrumente zur Erfassung des sozial relevanten Wissens beziehen sich allerdings naturgemäß auf allgemeingültige Regeln des Verhaltens, die in einem bestimmten sozialen Setting bedeutsam sind. Das Wissen über einzelne Interaktionspartner bleibt dabei schon allein aus Gründen der Praktikabilität ausgespart, denn anderenfalls, müsste man ja für jeden relevanten Interaktionspartner einen eigenständigen Test konzipieren.

Normwissen wird nur selten erfasst

Testverfahren, die das Wissen um Normen und Werte abfragen, sind überaus selten. Ein Beispiel liefert das computergestützte Personalauswahlverfahren von Kanning und Holling (2002a). In dem multimodular aufgebauten Instrument beschäftigt sich ein Modul mit der Erfassung sozial relevanten Wissens. Der Test dient zur Auswahl von Bewerbern für den gehobenen Polizeivollzugsdienst beim Bundesgrenzschutz. In dem fraglichen Modul werden die Bewerber mit einem Verhaltensbereich konfrontiert und gebeten, aus einer Reihe von drei Verhaltensregeln diejenige auszuwählen, die beim Bundesgrenzschutz Gültigkeit besitzt (vgl. Abb. 9). Die Regeln wurden zuvor auf der Basis von Interviews, Lehrfilmen sowie schriftlichem Material über den Bundesgrenzschutz entwickelt. Die Summe der richtig gelösten Items bildet einen Indikator für das Wissen des Bewerbers über die Organisation. Nun könnte man einwenden, dass die Bewerber sich entsprechendes Wissen nach einer etwaigen Einstellung sehr schnell aneignen könnten, die Information für eine Auswahlentscheidung mithin ohne größere Relevanz sei. Ersterem muss man sicherlich zustimmen Letzterem nicht. Zwar lässt sich das Regelwissen schnell erlernen, das Abschneiden des Kandidaten im Test zeigt jedoch, inwieweit er sich selbst schon mit den Geflogenheiten der Organisation auseinandergesetzt hat. Bewerber, die ein weit unterdurchschnittliches Ergebnis erzielen, werden nicht automatisch zurückgewiesen, sondern zu einem Gespräch gebeten. Ziel des Gespräches ist es, herauszufinden, warum die Person sich überhaupt beim Bundesgrenzschutz beworben hat, obwohl sie doch offensichtlich nur sehr wenig über die Organisation weiß. In der Folge wird sich vielleicht manch ein Bewerber, der an sich die nötigen Kompetenzen mitbringt, gegen eine Anstellung entschließen, wenn er erkennen muss, dass das zwischenmenschliche Miteinander beim Bundesgrenzschutz nicht mit seinen eigenen Vorstellungen und Wünschen übereinstimmt. Der Gewinn für die Organisation liegt vor allem in einer Reduzierung der Fluktuation, da solche Bewerber, die letztlich nicht zur Organisationskultur passen und sich daher schon bald nach einer neuen Anstellung umsehen würden, erst gar nicht eingestellt werden.

Wie sollte nach Ansicht des Bundesgrenzschutzes ein Polizeivollzugsbeamter dem Bürger in erster Linie begegnen?

- Als Mitarbeiter einer Dienstleistungsorganisation
- Als wehrhafter Vertreter der Staatsmacht
- Als völlig gleichberechtigter Gesprächspartner

Abbildung 9:
Beispielitem zur Erfassung des Wissens um soziale Normen
(Schulze Willbrenning, 2001)

In dem Personalauswahlverfahren von Kanning und Holling (2002a) wird explizit nach Verhaltensregeln gefragt. Eine Möglichkeit, das Wissen um Verhaltensregeln weniger abstrakt zu erfassen, besteht darin, die Probanden mit konkreten Problemsituationen zu konfrontieren und anschließend nach dem richtigen Problemlöseverhalten zu fragen. Im Unterschied zur Methode der Selbstbeschreibung werden die Probanden also nicht danach gefragt, wie sie sich in der Situation verhalten würden, sondern wie man sich im Allgemeinen in der fraglichen Situation verhalten sollte. Während sich die erste Form der Frage auf Verhaltensorientierungen des Probanden bezieht, erhebt die zweite Form lediglich das sozial relevante Wissen. Die Wissensfragen sollten weitaus weniger anfällig für die Tendenz zur sozial erwünschten Selbstdarstellung sein als die Selbstbeschreibungsitems. Ein absichtliches Verstellen zum eigenen Vorteil ist bei Wissensfragen nicht möglich. Weiß der Kandidat die richtige Lösung nicht, so bleibt ihm bestenfalls noch die Möglichkeit, sie zu erraten.

Wie auch immer das Wissen um soziale Verhaltensregeln im Einzelnen erhoben wird, zentral bleibt für dieses Vorgehen die Kontextspezifität. Im Gegensatz zu den Aufgaben, die in der Tradition der Intelligenzmessung stehen, beziehen sich die Verhaltensregeln nicht auf einen ganzen Kulturkreis, sondern auf sehr viel spezifischere soziale Systeme, wie z. B. Interaktionen in einem bestimmten Berufsfeld.

2.3 Zusammenfassung

große Bandbreite kognitiver Aufgaben

Die Bandbreite unterschiedlicher Aufgabentypen, mit deren Hilfe die kognitiv-sozialen Kompetenzen eines Menschen erfasst werden sollen, ist sehr groß. Die verwendeten Aufgaben beziehen sich auf alle grundlegenden kognitiven Operationen des Menschen, also auf die Wahrnehmung, die Speicherung von Informationen sowie das schlussfolgernde Denken. Abbildung 10 gibt einen Überblick. Eine systematische Erforschung der Vor- und Nachteile spezifischer Aufgabengruppen blieb bislang aus. Die Textverfahren greifen entweder spezifische Aufgabengruppen heraus (z. B. Kanning & Holling, 2002a, Tewes et al., 2000) oder vereinen mehrere Aufgabentypen unter einem Dach (z. B. O'Sullivan & Guilford, 1966). Eine Systematik des Vorgehens ist dabei jedoch kaum zu erkennen. Stattdessen muten die Tests eher so an, als hätte man verschiedene Aufgabentypen unterschiedlichen Inhalts schlichtweg zusammengewürfelt. Die Ursache hierfür liegt wohl in dem hohen Abstraktionsniveau der einschlägigen Leistungstests, die den Anspruch erheben, möglichst grundlegende Kompetenzen zu erfassen, die in allen sozialen Interaktionen von Bedeutung sind. Alternativ zu dieser Praxis könnte man auch in sich geschlossene Testverfahren so konzipieren, dass sie in Bezug auf ein und dieselbe Auswahl interessierender Interaktionen sowohl die soziale Wahrnehmung als auch relevante Gedächtnisinhalte und die Fähigkeiten zum schlussfolgernden Denken erfassen. Die Entwicklung derartiger Verfahren ist jedoch ohne Zweifel mit großem Aufwand verbunden. Dennoch dürften sie mehr Nutzen versprechen als sehr abstrakte Verfahren, mit denen sich in erster Linie intellektuell minderbegabte von durchschnittlich intelligenten Menschen differenzieren lassen. Im Gegensatz zu bereichsspezifischen Testverfahren kann der Versuch, sozial-kognitive Kompetenzen mit sehr abstrakten, intelligenztestähnlichen Aufgaben zu messen als weitestgehend gescheitert angesehen werden. Die Zukunft liegt wohl eher in der Entwicklung bereichsspezifischer Verfahren.

drei Ansatzpunkte kognitiver Aufgaben

Wahrnehmung
– Identifikation emotionaler Zustände anhand von Bildern/Filmen, die Gesichter bzw. Personen zeigen – Identifizierung von verbal beschriebenen psychischen Zuständen
Gedächtnis/Wissen
– Zuordnen von Namen und Gesichtern/Personen – Wissensfragen zur „Natur“ menschlichen Verhaltens – Wissensfragen in Bezug auf soziale Normen – Zuordnen von sozialen Regeln zu passenden Situationen – Wissensfragen in Bezug auf soziale Problemlösestrategien
Schlussfolgerndes Denken
– Ordnen von Bildern zu einer sinnvollen Geschichte – Ergänzen von Bildfolgen – Antizipation der Weiterentwicklung von Bildfolgen/Filmszenen – Verständnis für humoristische Geschichten

Abbildung 10:
Aufgaben zur Erfassung kognitiv-sozialer Kompetenzen

3 Verhaltensbeobachtung

Mit Hilfe der Verhaltensbeobachtung versucht man, die sozialen Kompetenzen eines Menschen indirekt zu erschließen (vgl. Abb. 6). Ausgehend von der Annahme, dass die vorhandenen Kompetenzen die Qualität des Sozialverhaltens in einer konkreten Situation maßgeblich, aber keineswegs vollständig determinieren, beobachtet man das Verhalten eines Individuums in mehreren verschiedenen Situationen, um so die verhaltensdeterminierenden Einflüsse des situativen Kontextes von den Einflüssen der Person trennen zu können. Aus der Konsistenz des Verhaltens in sich wandelnden Situationen schließt man dabei auf die in der handelnden Person angesiedelten Kompetenzen (vgl. Abb. 1). Neben dieser Suche nach zeitlich stabilen, überdauernden Dispositionen des Sozialverhaltens dient die Verhaltensbeobachtung manchmal aber auch schlichtweg der Überprüfung einer konkreten Verhaltensleistung. So könnte man sich z. B. in einem Selbstsicherheitstraining dafür interessieren, ob ein Patient eine bestimmte Aufgabe, die häufig in seinem Leben vorkommt – also z. B. die Abwicklung des Einkaufs an einer Supermarktkasse – erfolgreich absolviert. Die hierbei eingesetzten Kompetenzen interessieren bestenfalls indirekt und werden nicht explizit erfasst. Was zählt ist die Frage, ob eine soziale Aufgabe bewältigt wird oder nicht.

Im Vergleich zu den anderen Methoden der Kompetenzdiagnostik ist die Verhaltensbeobachtung noch recht nahe an den eigentlichen Kompetenzen angesiedelt. Zwar werden die Kompetenzen, anders als bei den kognitiven Leistungstests, nicht direkt erfasst. Das Sozialverhalten in dem sich die Kompetenzen niederschlagen, bildet aber ganz unmittelbar die Datenbasis der Diagnose. Im Hinblick auf Letzteres ist die Verhaltensbeobachtung eindeutig im Vorteil gegenüber der Verhaltensbeschreibung, bei der als Rohdaten lediglich die mehr oder minder verzerrten Berichte über vergangenes Sozialverhalten vorliegen (vgl. Kapitel 4).

Formen der Verhaltensbeobachtung

Hinter dem Begriff „Verhaltensbeobachtung“ verbirgt sich eine Vielzahl von Optionen. Sie richten sich einerseits auf die konkreten Methoden der Beobachtung und andererseits auf die Protokollierung und Bewertung des Gesehenen. Die verschiedenen Beobachtungsmethoden können über fünf voneinander z. T. unabhängige Dimensionen beschrieben werden (vgl. z. B. Bortz & Döring, 1995; Friedrichs, 1985; Greve & Wentura, 1997). Zunächst ist zwischen *Selbst- und Fremdbeobachtung* zu unterscheiden.

Mit dieser Differenzierung werden wir uns nachfolgend ausführlicher beschäftigen. Beobachtungsmethoden unterscheiden sich ferner hinsichtlich der *Systematik der Beobachtung*. In der professionellen Diagnostik wird ebenso wie in der Forschung vor allem mit systematischen Beobachtungen gearbeitet. Im Vorfeld der Beobachtung muss geklärt werden, welches Verhalten bzw. welche Aspekte des Verhaltens von besonderem Interesse sind. Überdies werden räumliche und zeitliche Rahmenbedingungen der Datenerhebung, das Protokollierungssystem sowie oftmals auch Regeln zur Interpretation festgelegt (Bortz & Döring, 1995). Beobachtungen können mehr oder minder *teilnehmend* ablaufen. Eine eindeutig teilnehmende Beobachtung liegt vor, wenn der Diagnostiker selbst aktiv in das zu beobachtende Geschehen involviert ist. Oft interagiert er dabei direkt mit dem Probanden (z. B. Beobachtung der Schüler durch den Lehrer im Unterricht). Im Gegensatz hierzu kann sich der Beobachter bei einer vollständig nicht teilnehmenden Beobachtung allein seiner diagnostischen Aufgabe widmen, ohne dass er selbst das Verhalten des Probanden aktiv beeinflusst. Beobachtungen können *offen oder verdeckt* gestaltet sein. Eine offene Verhaltensbeobachtung liegt vor, wenn die Probanden sich darüber im Klaren sind, dass sie beobachtet werden. Bei einer verdecken Beobachtung ist dies nicht der Fall. Des Weiteren kann die Beobachtung durch *einen einzigen oder durch mehrere Beobachter* vorgenommen werden. Der Einsatz mehrerer Beobachter bietet den Vorteil, dass die Beurteilung des Verhaltens auf eine breitere Basis gestellt wird.

3.1 Selbstbeobachtung

Selbstbeobachtung wird primär im klinischen Kontext eingesetzt

Die Methode der Selbstbeobachtung wird vor allem in der klinisch-psychologischen Praxis verwendet. Ziel ist es dabei, zum einen die Selbstreflexion der Patienten zu steigern und zum anderen Informationen über das Verhalten in Alltagssituationen zu erhalten, die sich aus praktischen Gründen der Fremdbeobachtung entziehen. So wird man z. B. kaum mit den Mitteln der systematischen Fremdbeobachtung das Konfliktverhalten von Ehepartnern in völlig natürlichen Situationen oder gar ihr Sexualverhalten ergründen können. Hinzu kommt, dass man gerade in der therapeutischen Arbeit häufig auch an einer Kontrastierung von Selbst- und Fremdbildern interessiert ist. Insofern wird man beispielsweise im Rollenspieltraining an der subjektiven Wahrnehmung des eigenen Verhaltens der Patienten interessiert sein. Es gibt mithin viele gute Gründe, die für eine Selbstbeobachtung des eigenen Sozialverhaltens sprechen.

Nun könnte man einwenden, die Methode der Selbstbeobachtung wäre eigentlich gar keine wissenschaftliche Diagnosemethode, da wir alle unser Verhalten in irgendeiner Form zur Kenntnis nehmen und darüber berichten können. Braucht man daher überhaupt die Selbstbeobachtung oder könnte man sich nicht einfach mit einer schlichten Selbstbeschreibung begnügen? Schließlich setzt jede Selbstbeschreibung, die z. B. durch einen Persönlichkeitsfragebogen erfasst wird, doch auch eine Selbstbeobachtung voraus. Auf den ersten Blick erscheint diese Argumentation gewinnend. Natürlich weiß jeder Mensch etwas über sein Sozialverhalten und kann dieses Wissen in einem Interview oder einem Fragebogen äußern. Dabei übersieht man jedoch, dass es sich bei derartigen Selbstbeschreibungen zwangsläufig um mehr oder minder globale Zusammenfassungen zahlreicher Verhaltensereignisse handelt. Ist man jedoch daran interessiert, etwas über ganz konkretes Verhalten in einer exakt beschriebenen Situation zu erfahren, so ist die Selbst- bzw. Fremdbeobachtung die Methode der Wahl. Hinzu kommt, dass unsere alltägliche Selbstbeobachtung alles andere als systematisch oder gar methodisch fundiert ist. Zur eigentlichen „Methode" wird die Selbstbeobachtung also dann, wenn sie systematisch erfolgt, der Beobachter also nach ganz bestimmten Situationen und/oder Verhaltensindikatoren Ausschau hält und sie anschließend frei oder unter Zuhilfenahme von Einschätzungsskalen protokolliert und ggf. auch bewertet. Der Schluss von den Selbstbeobachtungsdaten auf die zugrundeliegenden Kompetenzen erfolgt durch Abstraktion im Zuge der Diagnose. Gleiches Verhalten in unterschiedlichen Situationen deutet auf zugrundeliegende Kompetenzen hin (vgl. Abb. 1). Wir unterscheiden zwei verschiedene Vorgehensweisen, die Selbstbeobachtung in künstlichen Settings sowie in natürlichen Settings.

künstliche Beobachtungssettings

Die Variante der *Selbstbeobachtung in künstlichen Settings* kommt beispielsweise im Rahmen therapeutischer Rollenspiele zum Einsatz (vgl. Fliegel, Groeger, Künzel, Schulte & Sorgatz, 1998). Im Rollenspiel muss ein Proband mit einer anderen Person interagieren und wird dabei meist von mehreren Menschen beobachtet. Nach der Übung schildert zunächst der Proband die eigene Wahrnehmung seines Verhaltens. In einem zweiten Schritt wird die Selbstbeobachtung mit der Fremdbeobachtung durch die Zuschauer bzw. die Rollenspieler kontrastiert. Das Ziel liegt zum einen in einer Sensibilisierung des Probanden für sein eigenes Sozialverhalten, zum anderen soll durch ein mehrmaliges Durchlaufen der Rollenspielsituation auf der Basis kontinuierlicher Rückmeldung eine Veränderung der Verhaltensroutinen in Gang kommen. In den allermeisten Fällen erfolgt die Selbstbeobachtung in derartigen Settings nur wenig strukturiert. Meist schildert der Proband frei seine Wahrnehmungen und nimmt dabei bestenfalls auf einige spezifische Aspekte seines Verhaltens Bezug, die zuvor thematisiert wurden. Der Einsatz differenzierter Materialien zur Selbstbeobachtung ist eher die Ausnahme. Dies hat nicht zuletzt auch damit zu tun, dass sich der Rollenspieler in der Situation so natürlich wie möglich verhalten sollte.

Die kontinuierliche Protokollierung während des Geschehens bleibt mithin den Zuschauern vorbehalten. Der Protagonist selbst kann nur im Nachhinein seine Beobachtungen formulieren. Denkbar ist dabei allerdings neben der vielfach praktizierten, freien Schilderung auch die Bearbeitung vorgegebener Protokollbögen.

natürliche Beobachtungssettings

Tagebuchmethode

Bei *Selbstbeobachtungen in natürlichen Settings* werden unterschiedliche Formen der *Tagebuchmethode* eingesetzt (Überblick: Laireiter & Thiele, 1995; Wilz & Brähler, 1997). Der Vorteil der Tagebuchmethode liegt vor allem in der Möglichkeit, das Sozialverhalten in solchen Alltagssituationen messen zu können, die sich herkömmlichen Diagnosemethoden aus praktischen Gründen entziehen. So ist es z. B. schlichtweg nicht möglich, das Verhalten eines Schülers über mehrere Tage hinweg auf Schritt und Tritt per Fremdbeobachtung zu begleiten. Abgesehen vom enormen Aufwand, der mit einer solchen Aktion verbunden wäre, müssten wir mit einer großen Reaktivität der Methode rechnen. Die ständige Anwesenheit eines Kameramannes oder gar einer ganzen Gruppe von Beobachtern, die dem Protagonisten auf dem Schulhof, in der Stadt oder bei einer Party hinterherlaufen würden, ließe insbesondere für die Interaktionspartner ein alltägliches Verhalten nahezu unmöglich werden.

Mit Hilfe der Tagebuchmethode wird zunächst einmal das konkrete Sozialverhalten eines Menschen in Interaktionen beschrieben. Eine Schlussfolgerung auf die dem Verhalten zu Grunde liegenden Kompetenzen ist erst dann möglich, wenn sich über unterschiedliche Interaktionen hinweg eine Systematik der Verhaltensäußerungen feststellen lässt. Die statistischen Auswertungsmöglichkeiten der gewonnenen Daten sind recht vielfältig. Sie reichen von der bloßen Auszählung einzelner Verhaltensweisen über die deskriptive Abbildung von zeitlichen Prozessen bis hin zu Trendanalysen, der Überprüfung von Interventionsmaßnahmen und ähnlichen Prozeduren (vgl. Schmitz & Bretz, 1997).

Besonders interessant ist das Vorgehen von Asendorpf und Wilpers (1999). In ihrem „kontrollierten Interaktionstagebuch zur Erfassung sozialer Interaktionen, Beziehungen und Persönlichkeitseigenschaften" (KIT) ermöglichen sie durch verschiedene Formen der Datenaggregation zwei unterschiedliche Aussagen: Zum einen Aussagen hinsichtlich des Interaktionsgeschehens zwischen dem Probanden und einem bestimmten Interaktionspartner, zum anderen Aussagen über Persönlichkeitseigenschaften des Probanden. Letzteres setzt voraus, dass das Sozialverhalten der Probanden über unterschiedliche Interaktionspartner hinweg analysiert wird. Am Beispiel des KIT (Asendorpf & Wilpers, 1999) soll einmal prototypisch die Umsetzung der Tagebuchmethode skizziert werden: Jeder Proband erhält eine schriftliche Instruktion, einen Partnerbogen sowie für jeden Tag einen Protokollbogen mitsamt frankiertem Briefumschlag. Die

Probanden sollen alle Interaktionen eines Tages, die länger als 10 Minuten dauern oder für sie emotional besonders bedeutsam waren, am Abend oder spätestens am nächsten Morgen protokollieren. Protokolliert werden Dauer und Ort des Geschehens, die Interaktionspartner sowie die Qualität der Interaktion mit Hilfe von Ratingskalen. Der Partnerbogen dient zur Charakterisierung häufig auftretender Interaktionspartner (Alter, Geschlecht, Bekanntschaftsdauer). Die Auswertung erfolgt über verschiedene SPSS-Tools.

Nahezu alle der von Laireiter und Thiele (1995) diskutierten Instrumente beschäftigen sich weniger mit dem konkreten Verhalten des Probanden als vielmehr mit der Qualität von sozialen Beziehungen und Interaktionen. Sie ermöglichen eher einen indirekten Schluss auf die sozialen Kompetenzen des Probanden und zwar insofern, als dass ein Proband, der viele unbefriedigende Interaktionen zu unterschiedlichsten Personen unterhält, wahrscheinlich auch Defizite im eigenen Sozialverhalten aufweist. Wir werden hierauf in Kapitel 6 erneut zu sprechen kommen, wenn es um die Messung abstrakter Kompetenzindikatoren geht.

Unabhängig von der Frage, ob für einen konkreten Anwendungsfall eigens ein neues Tagebuch konzipiert wird oder ein standardisiertes Tagebuch zum Einsatz kommt, empfiehlt es sich natürlich immer, die Probanden zu schulen. Die möglichen Inhalte einer solchen Schulung wurden bereits angesprochen (s. o.).

3.2 Fremdbeobachtung

Fremdbeobachtung findet meist in künstlichen Settings statt

Während die Selbstbeobachtung vor allem in natürlichen Situationen stattfindet, kommt die Fremdbeobachtung überwiegend in eigens für diesen Zweck geschaffenen Settings zum Einsatz. Dies erklärt sich schon allein aus dem Umstand, dass eine systematische Verhaltensbeobachtung, an der vielleicht sogar mehrere Beobachter beteiligt sind, in den allermeisten Alltagssituationen kaum zu realisieren wäre. Gleichwohl ist es möglich, auch in künstlichen Situationen der Alltagsrealität sehr nahe zu kommen. Will man z. B. das Konfliktverhalten von Kindern untersuchen, so ist es nicht notwendig, in den Kindergarten oder auf den Spielplatz zu gehen. Einen realistischen Eindruck vermittelt auch ein zum Spielzimmer umgebauter Untersuchungsraum, in dem die Kinder über eine längere Zeit hinweg beim Spielen durch eine Einwegscheibe beobachtet werden. Entscheidend für ein hohes Maß an Realitätssimulation ist nicht, dass die Untersuchungssituation in möglichst vielen Variablen mit der Alltagssituation übereinstimmt. Entscheidend ist vielmehr, dass diejenigen Variablen, die im Alltag das Verhalten *maßgeblich determinieren*, auch in der

Beobachtungssituation und Alltag müssen nicht in allen Punkten übereinstimmen

Untersuchungssituation in möglichst ähnlicher Weise ausgeprägt sind (Kanning, 2001). So ist es z. B. für die Diagnose der Kompetenzdefizite eines sozial ängstlichen Patienten nicht von entscheidender Bedeutung, ob er auf der Straße oder in einem Therapiezimmer einen Fremden nach dem Weg zum Bahnhof fragen muss. Die Varianz seines Verhaltens, die durch die Umgebung aufgeklärt wird, dürfte für die diagnostische Fragestellung erst einmal eine vergleichsweise untergeordnete Rolle spielen. Der Aufwand, der mit der Verhaltensbeobachtung in einem völlig natürlichen Setting verbunden wäre, ist in diesem Falle kaum gerechtfertigt, da sich die Diagnose aller Wahrscheinlichkeit nach nicht verändern würde. Aus Gründen der *Ökonomie* empfiehlt sich daher in den meisten Fällen eine Beobachtung in einem künstlichen Setting.

Bei der Gestaltung künstlicher Beobachtungsszenarien ist man unter der Maßgabe des Simulationsprinzips weitestgehend frei, den eigenen Ideen und Möglichkeiten zu folgen. Dennoch haben sich im Laufe der Jahre bestimmte Grundformen derartiger Situationen herausgebildet, die im Folgenden diskutiert werden. Anschließend stellen wir eine Methode vor, die mit großem Aufwand mehrere dieser Grundformen zu einem diagnostischen Instrument integriert. Die Rede ist vom Assessment Center. Den Abschluss der Vorstellung einschlägiger Instrumente bildet die Diskussion standardisierter Beobachtungsverfahren, die als in sich abgeschlossene Messinstrumente eingesetzt werden, ohne dass sie immer wieder auf einen konkreten Anwendungsfall adaptiert werden müssten.

Wir verzichten in diesem Kapitel auf eine ausführliche Darstellung der *Interviewmethode*, wenngleich auch das Interview zur Verhaltensbeobachtung eingesetzt werden kann. Dies ist z. B. gegeben, wenn in ein Einstellungsgespräch ein Rollenspiel integriert wird oder der Interviewer nach dem Gespräch das Interaktionsverhalten des Kandidaten einschätzen soll. Der Schwerpunkt der Interviewmethode liegt jedoch eindeutig in der Verhaltensbeschreibung (vgl. Kapitel 4).

3.2.1 Grundformen künstlicher Beobachtungssettings

Im Folgenden stellen wir grundlegende Formen künstlicher Beobachtungssettings vor. Zu jeder Grundform wird ein Beispiel aus dem organisationspsychologischen Kontext gegeben. Dabei handelt es sich um einzelne Übungen, die in einem Assessment Center zum Einsatz kamen. Das Assessment Center diente zur Personalauswahl in einem Kreditinstitut. Unabhängig von diesen inhaltlichen Beispielen lassen sich die Beobachtungssettings natürlich auch in klinischen, pädagogisch-psychologischen oder sonstigen Anwendungsfeldern der Verhaltenbeobachtung nutzbar machen. Grundsätzlich gilt dabei, dass die inhaltliche Ausgestaltung auf den jeweiligen Anwendungsfall spezifisch zugeschnitten werden muss. So ist es z. B. nur dann sinnvoll, in einem Assessment Center ein Rollenspiel einzubauen, in dem der Bewerber ein Gespräch mit einem schwierigen Kunden führen muss, wenn er mit solchen Situationen auch im Berufsalltag konfrontiert wird.

Rollenspiele

Die wohl am häufigsten eingesetzte Grundform künstlich geschaffener Beobachtungssettings ist das *Rollenspiel.* Es ist sowohl in der Praxis der Klinischen Psychologie als auch in der Organisationspsychologie beheimatet. Dabei wird es allerdings nicht nur zur Diagnose, sondern auch zur Verhaltensmodifikation (Fliegel et al., 1998) und gelegentlich auch als Forschungsmethode eingesetzt (Sader, 1986). Wir beschränken uns nachfolgend auf die diagnostische Funktion des Rollenspiels.

Das Rollenspiel dient dazu, Interaktionen, die sich im Alltag nur schwer bzw. mit großem Aufwand beobachten lassen, in einer künstlichen Umgebung zu simulieren. Hierzu muss zuvor ein Setting definiert werden, in das sich der Proband hineindenkt und anschließend möglichst alltagsgetreu agiert. Während des Rollenspiels erfolgt dann die Fremdbeobachtung seines Sozialverhaltens. Im klinischen Kontext muss der Patient im Rollenspiel z. B. zeigen, wie er einen fremden Menschen um einen Gefallen bittet, eigene Interessen in einem Konflikt durchsetzen kann oder auf Kritik von anderen Menschen reagiert. Organisationspsychologische Untersuchungen arbeiten naturgemäß mit Rollenspielen, die sich in einem beruflichen Kontext bewegen. So könnte es z. B. die Aufgabe eines Bewerbers im Rollenspiel sein, einem Kunden etwas zu verkaufen oder einen Vorgesetzten von einer innovativen Idee zu überzeugen (vgl. Abb. 11). An einem Rollenspiel sind mindestens zwei Personen beteiligt: derjenige, dessen Fähigkeiten und Fertigkeiten diagnostiziert werden sollen und ein Rollenspieler, der im Sinne eines Konföderierten handelt. Gelegentlich kommt es im Assessment Center auch dazu, dass zwei Bewerber gemeinsam ein Rollenspiel absolvieren, wobei beide unterschiedliche Rollen ausfüllen müssen. Hiervon sollte man jedoch besser Abstand nehmen, denn fur die Vergleichbarkeit der gewonnenen Erkenntnisse ist es wichtig, dass alle Bewerber exakt den gleichen Bedingungen ausgesetzt waren. Dies lässt sich mit unterschiedlichen Rollenanweisungen kaum realisieren.

Selbst- und Fremdbeobachtung im Rollenspiel

Im organisationspsychologischen Kontext dient das diagnostische Rollenspiel nahezu immer allein der Fremdbeobachtung. In der klinisch-psychologischen Praxis ist man hingegen oft auch an der Selbstwahrnehmung interessiert. Infolgedessen wird der Patient nach dem Rollenspiel zunächst um eine Selbsteinschätzung gebeten, ehe ein Vergleich mit den Wahrnehmungen der Beobachter erfolgt. Wie bei jeder Verhaltensbeobachtung, so gilt auch für das Rollenspiel, dass wir von den Erkenntnissen, die in einer einzigen Situation gewonnen wurden, keineswegs auf zu Grunde liegende Persönlichkeitsmerkmale des Protagonisten schließen können. Hier bedarf es vielmehr der mehrfachen Beobachtung derselben Person in verschiedenen Rollenspielen.

Validität von Rollenspielen

Folgen wir der Analyse von Torgrud und Holborn (1992), so hängt die Validität des Rollenspiels vor allem von drei Variablen ab: der Instruktion, der physikalischen Umwelt sowie dem Verhalten der konföderierten Rollenspieler. Die Instruktion muss eindeutig sein und den Probanden mit allen relevanten Informationen versorgen. Da sich der Protagonist im Rollenspiel der Bewertungssituation bewusst ist, wird er auch versuchen, sich positiv darzustellen. Sein Leistungsmaximum kann er jedoch nur dann zeigen, wenn er auch weiß, worum es eigentlich geht. Im Assessment Center führt diese Überlegung z. B. dazu, die Anforderungsdimensionen gegenüber den Bewerbern offen zu legen (Kleinmann, 1997). Eine Übertragung des in einer künstlichen Situation beobachteten Verhaltens auf die Realität ist umso leichter möglich, je ähnlicher die Rollenspielsituation in relevanten Merkmalen der Realität ist. Hieraus folgert, dass man sich im Rollenspiel so weit wie möglich um eine realitätsgetreue Simulation der Alltagsumwelt bemühen sollte. Gleiches gilt für das Verhalten der konföderierten Rollenspieler. Durch ihr Verhalten nehmen sie großen Einfluss auf das Verhalten des Probanden. Ist man an einer Diagnose alltäglichen Verhaltens interessiert, so sollte sich auch der Konföderierte um eine realitätsgetreue Simulation bemühen. Wird ein Vergleich zwischen mehreren Probanden angestellt – was im Rahmen der Personaldiagnostik der Regelfall ist –, so muss der Konföderierte über die verschiedenen Rollenspiele hinweg ein konstantes Verhalten zeigen. An dieser Stelle wird deutlich, dass zumindest im personaldiagnostischen Rollenspiel der Konföderierte zuvor geschult werden muss.

Rahmenbedingungen
Der Bewerber bestreitet gemeinsam ein Rollenspiel mit einem Konföderierten. Der Konföderierte spielt einen Kunden, der aufgebracht in die Filiale stürzt und sich wortreich beschwert. Durch eine zu späte Überweisung seiner Bank konnte er beim Kauf eines Autos einen zeitlich befristeten Sonderpreis nicht wahrnehmen. Ihm ist hierdurch ein Schaden von 1000 Euro entstanden, den er nun von der Bank als Schadenersatz einfordert. Er will, dass die Bank ihm sofort den Schadenersatz auszahlt. Anderenfalls droht er damit, das Kreditinstitut zu wechseln. Erst nach mehreren Versuchen der Besänftigung und einer etwaigen Entschuldigung durch den Bewerber beruhigt er sich, gibt klein bei und öffnet sich für eine Kompromisslösung.
Anweisung für den Probanden
„Sie sind Kundenberater in der Bankfiliale in Haselünne und z. Zt. allein in der Filiale. Ihr Vorgesetzter ist telefonisch für Sie nicht zu erreichen, weil sein Handy ausgefallen ist. Gleich wird Ihnen ein Kunde mit einem außergewöhnlichen Problem gegenübertreten. Sie haben 10 Minuten Zeit, eine sinnvolle Lösung in die Wege zu leiten.“

Zu beobachtende Kompetenzen
Im Zentrum steht die Frage, inwieweit es dem Bewerber gelingt, eine Problemlösung in die Wege zu leiten, die für beide Seiten akzeptabel ist. Einerseits muss er auf den Kunden eingehen und darf für sein Unternehmen nicht verlieren. Andererseits darf er aber auch nicht einfach dessen Forderungen nachgeben. Beurteilt wird der Verhalten des Bewerbers auf den Verhaltensdimensionen: – Perspektivenübernahme – Kommunikationsfähigkeit

Abbildung 11:
Beispiel für das Beobachtungssetting „Rollenspiel"

Präsentationsaufgaben

Mit Hilfe mehrerer verschiedener Abwandlungen der *Präsentation* versucht man – insbesondere im Assessment Center – die kommunikativen Kompetenzen der zu beobachtenden Personen einzuschätzen. Die Aufgabe der Probanden besteht im Kern immer darin, dass sie vor den Beobachtern einen Vortrag halten müssen. Je nach Ausgestaltung der Übung dürfen sie dabei verschiedene Medien (Flipchart, Metaplanwand, Overhead etc.) einsetzen oder müssen sich allein auf das gesprochene Wort beschränken. Zu unterscheiden ist zwischen den vergleichsweise aufwändigen Fallübungen sowie den kürzeren und weniger komplexen Stegreifreden und Selbstpräsentationen.

Fallübungen

Anders als beim Rollenspiel, in dem sich ganz unmittelbar das Sozialverhalten einer Person beobachten lässt, ist die Situation in der *Fallübung* vielschichtiger. Der Proband wird mit einer Aufgabe konfrontiert, die er zunächst allein in einem Vorbereitungsraum lösen soll. Hierbei wird er nicht beobachtet. Erst anschließend präsentiert er seine Lösung vor den Beobachtern und wird beurteilt. Zusätzlich könnte ein an der Beobachtung nicht beteiligter Moderator auch noch standardisierte Fragen zur vorgeschlagenen Problemlösung des Kandidaten stellen. Die Beurteilung kann sich dabei auf zwei unterschiedliche Informationsquellen stützen. Zum einen betrachtet man das kommunikative Verhalten: Kann der Kandidat die Perspektive seiner Zuhörer übernehmen? Wählt er eine geeignete Sprache? Spricht er verständlich etc.? Zum anderen erschließen sich weitere soziale Kompetenzen aus den Inhalten der vorgeschlagenen Problemlösung. Letzteres ist allerdings nur dann möglich, wenn der Proband einen „Fall" bearbeitet, in dem es um zwischenmenschliche Problemsituationen geht. Im Assessment Center könnte ein Bewerber z. B. die Aufgabe erhalten, aus einer Reihe von zuvor charakterisierten Mitarbeitern des Unternehmens denjenigen auszuwählen, gegen den er eine betriebsbedingte Kündigung aussprechen würde und Argumente zurechtlegen, mit denen er dem Unglückseligen seine Entscheidung verständlich macht. Die Aufgabe erfordert neben betriebswirtschaftlichen Überlegungen – Wer nutzt dem Unternehmen am wenigsten? – auch in starkem Maße soziale

Kompetenzen. Der Bewerber muss erkennen, dass die Konsequenzen, die sich aus einer Kündigung ergeben, nicht für alle Betroffenen gleichermaßen schlimm sind. Darüber hinaus muss er sich in die jeweilige Person hineinversetzen können und versuchen, emotionale Kurzschlussreaktionen des Betroffenen aufzufangen. Abbildung 12 liefert ein konkretes Beispiel.

Rahmenbedingungen
Der Bewerber hat 30 Minuten Zeit, sich auf einen zehnminütigen Vortrag vorzubereiten. Zur Vorbereitung stehen Präsentationsmaterialien (Overheadfolien, Flipchartpapier, Metaplankarten) sowie statistisches Material zur Verfügung. Nach dem Vortrag stellen drei der Zuhörer – die durch Konföderierte simuliert werden – vorgefertigte Fragen, auf die der Bewerber sich nicht vorbereiten konnte.
Anweisung für den Probanden
„Sie arbeiten in einer Filiale Ihrer Bank in Dortmund. In 30 Minuten müssen Sie einen zehnminütigen Vortrag vor einer Gruppe von Schülern der gymnasialen Oberstufe halten. Zur Vorbereitung des Vortrags haben Sie 30 Minuten Zeit und können alle vorliegenden Präsentationsmaterialien nach eigenen Vorstellungen einsetzen. Ziel Ihres Vortrags ist es 1. die Schüler über die Ausbildungsmöglichkeiten und Karrierechancen im Beruf des Bankkaufmanns zu informieren und 2. Werbung für die Ausbildung bei Ihrem Kreditinstitut zu machen.“
Zu beobachtende Kompetenzen
– Perspektivenübernahme – Kommunikationsfähigkeit – Präsentationsfähigkeit

Abbildung 12:
Beispiel für das Beobachtungssetting „Fallübung“

Stegreifrede

Die *Stegreifrede*, die ähnlich wie die Fallübung zu den klassischen Übungen des Assessment Centers zu zählen ist, beschränkt sich auf die Erfassung kommunikativer Kompetenzen. Der Proband wird im Beobachtungsraum mit einem Thema konfrontiert, zu dem er ohne Vorbereitung, eben „aus dem Stegreif heraus“, eine kurze Rede halten soll (vgl. Abb. 13). Werden mehrere Kandidaten nacheinander durch die Übung geschleust und miteinander verglichen, so ist es wichtig, dass alle dasselbe Thema erhalten. Nur so kann Chancengleichheit hergestellt werden. Darüber hinaus muss das Thema so gestaltet sein, dass alle Kandidaten in gleicher Weise Vorerfahrungen einsetzen können oder aber für alle Vorerfahrungen in gleicher Weise nicht zu nutzen sind. So wäre es z. B. methodisch wenig klug, in einem Assessment Center, in dem Betriebswirtschaftler, Psychologen, Juristen und Ingenieure zusammen treffen das Thema „Die Rolle der Banken im Prozess der Fusion internationaler Konzerne“ zu wählen. In diesem Fall wären die BWL-Absolventen im klaren Vorteil gegenüber den anderen Berufsgruppen. In der Konsequenz müssen sie sich weniger Gedanken über den Inhalt machen und können sich somit voll und ganz auf die Art der Präsentation konzentrieren. Gelegentlich versucht man, das Problem der Themenfindung dadurch zu erleichtern, dass man auf in gewisser Weise „blödsinnige" Themen wie z. B. „das Ei" oder „der Wind" ausweicht. Zu solchen Themen dürften die Kandidaten zwar alle gleich gut oder gleich schlecht etwas Sinnvolles sagen können, dennoch überlagert die Suche nach inhaltlich sinnvollen Aussagen die eigentlich interessierende Präsentation. Darüber hinaus wird durch derartige Übungen das Vertrauen der Kandidaten in die Seriosität des Unternehmens nicht gerade gesteigert. Alles in allem kommt der Themenwahl in der Stegreifrede mithin eine größere Bedeutung zu als man auf den ersten Blick denkt. Die Themen sollten zum einen leicht zu bearbeiten sein, zum anderen dürfen sie keinen der Kandidaten in einen Vorteil setzen.

Rahmenbedingungen
Der Bewerber betritt den Übungsraum und bekommt die Aufgabe, mindestens drei und maximal fünf Minuten lang einen kurzen Vortrag zu einem vorgegebenem Thema zu halten. Er hat keine Vorbereitungszeit.
Anweisung für den Probanden
„Bitte stellen Sie sich die folgende Situation vor. Ihr Kreditinstitut veranstaltet einige Monate vor der Einführung des Euros kleine Informationsveranstaltungen in denen Sie besorgten Kunden die Furcht vor den anstehenden Neuerungen nehmen möchten. Ihr Kollege, der eigentlich die Veranstaltung leiten sollte, ist gerade wegen einer Kreislaufschwäche ausgefallen. Ihre Aufgabe ist es, kurzerhand für ihn einzuspringen. Bitte halten Sie einen kurzen Vortrag (mindestens drei Minuten, maximal fünf Minuten) zum Thema: Der Euro."
Zu beobachtende Kompetenzen
– Kommunikationsfähigkeiten – Belastbarkeit

Abbildung 13:
Beispiel für das Beobachtungssetting „Stegreifrede"

Selbstpräsentation

Eine weitere Abwandlung der Präsentation ist die sog. *„Selbstpräsentation"*. Der Proband wird gebeten, sich in einem kurzen Vortrag den Beobachtern vorzustellen und dabei die wichtigsten Informationen über seine Person zu vermitteln (z. B. Schul- und Ausbildungsgang, Hobbys, Lebenssituation, Wünsche für die Zukunft). Wird die Selbstpräsentation im Rahmen der Personalauswahl durchgeführt, so wird häufig auch erwartet, dass die Bewerber etwas dazu sagen, warum sie sich in gerade diesem Unternehmen beworben haben und welche Qualifikationen sie für das Unternehmen interessant machen könnten (vgl. Abb. 14). Aus der Perspektive der Messung sozialer Kompetenzen geht es erneut um das kommunikative Verhalten der Kandidaten. Im Unternehmen möchte man sehen, inwieweit der Bewerber sich selbst „gut verkaufen" kann. Dies wiederum ist von Kompetenzen wie etwa Perspektivenübernahme, Selbstkontrolle oder Rhetorik abhängig.

Rahmenbedingungen
In der ersten Übung des Assessment Centers werden die Bewerber gebeten, sich jeweils in einer Einzelsituation dem Beobachtergremium vorzustellen. Mit der Einladung zum Assessment Center erhalten die Bewerber den Hinweis, sich auf diese Situation vorzubereiten.
Anweisung für den Probanden
„Liebe Teilnehmerin, lieber Teilnehmer, wie Sie bereits wissen, werden Sie im Rahmen des Assessment Centers einige Übungen durchlaufen. In der ersten Übung werden Sie gebeten sich selbst kurz in drei Minuten vorzustellen. Wir bitten Sie, dabei die folgenden Punkte zu berücksichtigen: – Angabe von Namen, Alter, Ausbildungsweg – Warum möchten Sie in unserer Bank arbeiten? – Welche Gründe sollten uns dazu veranlassen, Sie einzustellen? Wenn Sie möchten, können Sie während des Vortrags das Flipchart benutzen."
Zu beobachtende Kompetenzen
– Kommunikationsfähigkeit – Präsentationsfähigkeit

Abbildung 14:
Beispiel für das Beobachtungssetting „Selbstpräsentation"

Alles in allem gibt es viele unterschiedliche Möglichkeiten, Präsentationen zu gestalten. Im Vergleich zu anderen Formen des Beobachtungssettings beschränkt man sich hinsichtlich sozialer Kompetenzen auf solche Dimensionen, die unmittelbar mit dem Kommunikationsverhalten verbunden sind. Ein deutlich breiteres Beobachtungsspektrum ermöglichen demgegenüber die nachfolgend beschriebenen Szenarien.

Gruppendiskussion

Eine weitere Grundform, die insbesondere in der personaldiagnostischen Praxis eingesetzt wird, ist die *Gruppendiskussion*. Sie gehört zu den klassischen Übungsarten des Assessment Centers, ist aber auch völlig unabhängig von dieser Methode nutzbar. Ziel der Gruppendiskussion ist die Beobachtung des Sozialverhaltens in komplexen Interaktionssituationen. Dazu versammeln sich mindestens drei, maximal 10 Personen in einem Raum und diskutieren ein vorgegebenes Thema. Bei der Wahl des Themas ist darauf zu achten, dass keiner der Teilnehmer gegenüber den anderen im Vorteil oder Nachteil ist. Alle Beteiligten sollten mithin in gleichem Maße Vorwissen nutzen oder eben nicht nutzen können. Geht es um die

Messung sozialer Kompetenzen, so interessiert man sich vor allem für das Diskussionsverhalten und weniger für die sachliche Richtigkeit oder Originalität der Wortbeiträge. Interessant ist in diesem Zusammenhang beispielsweise, inwieweit ein Teilnehmer der Diskussionsrunde den anderen zuhören kann, sie ausreden lässt, in seinen Wortbeiträgen Bezug auf die Äußerungen anderer nimmt, versucht, auf andere Teilnehmer Einfluss zu nehmen, sich zurückzieht, Konflikte provoziert oder schlichtet.

Rollenvorgaben in Gruppendiskussionen?

Gruppendiskussionen können mit oder ohne Rollenvorgabe ablaufen. Liegen keine Rollenbeschreibungen vor, so kann jeder Teilnehmer allein aus seiner individuellen Perspektive heraus interagieren (vgl. Abb. 15). Die Rollenvorgabe schränkt diese Freiheit ein und simuliert somit gewisse Situationen des beruflichen Alltags, in denen ein Mitarbeiter häufig auch aus der Perspektive einer bestimmten Funktion, die er im Unternehmen einnimmt, handeln muss. So könnte man z. B. die Teilnehmer auffordern, sich als die Mitglieder eines Vorstandes zu verstehen, wobei jeder von ihnen ein bestimmtes Ressort (Finanzen, Personal, Vertrieb etc.) übernehmen muss. In der Diskussion geht es dann z. B. um die Sanierung eines maroden Unternehmens, wobei jedes Vorstandsmitglied nicht nur die Interessen der Firma, sondern auch die Interessen des eigenen Ressorts im Auge behalten muss. Schwierig könnte eine solche Rollenvorgabe werden, wenn einzelne Teilnehmer per Zufall eine Rolle zugewiesen bekommen, die sich besonders gut oder schlecht mit ihrem Vorwissen deckt. So könnte z. B. ein BWL-Absolvent, der sich im Studium auf den Personalsektor spezialisiert hat, die Rolle des Personalvorstandes vertreten müssen. Allein auf Grund seines Fachwissens hat er sehr gute Ausgangsbedingungen. Es wird ihm daher vergleichsweise leicht fallen, gegenüber den anderen Teilnehmern souverän aufzutreten. Ein solches Problem lässt sich grundsätzlich vermeiden, wenn von vornherein auf Rollenvorgaben verzichtet wird. Erscheint die Rollenvorgabe aus inhaltlichen Gründen unverzichtbar, so sollte man durch die Beschreibung der Rollen sowie durch die Aufteilung der Rollen auf die Diskussionsteilnehmer ungleiche Ausgangsbedingungen so weit wie möglich vermeiden.

Eine besondere Form der Rollenvorgabe findet sich bei sog. geführten Gruppendiskussionen. Bei dieser Variante wird einem Gruppenmitglied die herausgehobene Funktion des Gruppenleiters zugewiesen. Seine Aufgabe besteht dann z. B. darin, einen Entscheidungsprozess zu moderieren und eine möglichst schnelle und gute Lösung herbeizuführen. Eine solche Praxis verbietet sich schlichtweg, wenn alle Teilnehmer hinsichtlich der gleichen Kompetenzdimensionen beurteilt werden sollen, denn die situativen Bedingungen für die Gruppenmitglieder unterscheiden sich zu stark. So kann beispielsweise der Gruppenleiter sehr viel leichter seine Führungskompetenzen unter Beweis stellen als alle übrigen. Im schlimmsten Falle erhält er auf dieser Dimension eine höhere Punktzahl als ein Mitstreiter, der objektiv besser ist, seine Führungskompetenzen auf Grund der inferioren Position innerhalb der künstlich geschaffenen Hierarchie jedoch nicht zum Ausdruck bringen konnte. Geführte Gruppendiskussionen sind nur dann methodisch sinnvoll, wenn allein der Gruppenführer beobachtet werden soll, während es sich bei den Gruppenmitgliedern um Konföderierte handelt. Denkbar ist ein solches Prozedere in Einzel-Assessment Center, die für Führungskräfte durchgeführt werden und daher wohl auch am ehesten die hohen Kosten, die mit dem Einsatz vieler Konföderierter verbunden sind, rechtfertigen.

Rahmenbedingungen
Sechs bis acht Bewerber sitzen gemeinsam im Halbkreis vor dem Beobachtergremium und diskutieren 30 Minuten lang zu einem vorgegebenen Thema. Jeder Bewerber erhält dieselbe Instruktion.
Anweisung für den Probanden
„Stellen Sie sich bitte die folgende Situation vor: Sie arbeiten in unserer Bankfiliale in Rosenstedt. Vor zwei Monaten ist hier eine Befragung zum Thema „Kundenzufriedenheit" durchgeführt worden. Die Befragung hat erhebliche Defizite ergeben. Gerade ältere Kunden beschweren sich über die zunehmende Technisierung der Abläufe (EC-Karte, Kontoauszugsdrucker, Überweisungsdrucker etc.). Jüngere Kunden bemängeln vor allem die sehr eingeschränkten Möglichkeiten zum Internetbanking. Bitte diskutieren Sie mit Ihren Kollegen mögliche Gegenmaßnahmen. Der Filialleiter möchte, dass Ihr Gremium für ihn drei konkrete Lösungsansätze erarbeitet. Ihre Gruppe hat 30 Minuten Zeit. Wenn Sie möchten, können Sie das Flipchart benutzen."
Zu beobachtende Kompetenzen
– Durchsetzungsfähigkeit – Teamfähigkeit

Abbildung 15:
Beispiel für das Beobachtungssetting „Gruppendiskussion"

Gruppenübungen

Im Gegensatz zur Gruppendiskussion ist die *Gruppenübung* weniger sprachlastig. Auch hierbei kommen mehrere Personen, die alle hinsichtlich der gleichen Kompetenzdimensionen beurteilt werden sollen, in einem Raum zusammen. Ihre Aufgabe besteht aber nicht nur darin, miteinander zu sprechen. Vielmehr gilt es, Schriftstücke zu verfassen, Entwürfe zu zeichnen oder Bastelarbeiten anzufertigen. Ein Vorteil derart behavioral geprägter Aufgaben besteht darin, dass sie die Aufmerksamkeit der Gruppenmitglieder oftmals so stark binden, dass diese die Welt um sich herum ausblenden. Dies wiederum wirkt der Tendenz zur sozial erwünschten Selbstdarstellung entgegen. Wer völlig in der Übung aufgeht, kann sich weniger mit dem Gedanken beschäftigen, welches Verhalten die Beobachter im Moment gerade von ihm sehen wollen. Darüber hinaus tragen Gruppenübungen nicht selten sehr positiv zum Klima der Beobachtungssituation bei. Im Assessment Center werden sie gern als letzte, gewissermaßen befreiend wirkende Übung eingesetzt, um eine gute Stimmung zu erzeugen, bevor die Bewerber wieder nach Hause fahren bzw. auf das Feedback warten.

Konstruktionsübung

Ein wahrer Klassiker der Gruppenübung ist die sogenannte Konstruktionsübung. Dabei müssen die Gruppenmitglieder mit einer Reihe von Bastelmaterialien, wie z. B. Pappen, Klebestreifen, Holzstäbchen, Büroklammern oder Kunststofffolie, einen Turm bauen, der möglichst groß und originell ist. Alternativ könnte man auch eine Brücke konstruieren, die einen 50 cm breiten „Abgrund“ zwischen zwei Tischen überspannt und gleichzeitig ein Gewicht von 500 gr. zu tragen vermag. Eine dritte Variante fordert von den Teilnehmern eine Konstruktion, mit der man ein rohes Ei aus 2 m Höhe fallen lassen kann, ohne dass das Ei dabei zu Bruch geht. Um die Schwierigkeit der Aufgabe noch zu erhöhen, gibt man enge Zeitgrenzen vor oder lässt die Gruppe mit einer anderen Gruppe konkurrieren.

Aufgrund des in der Regel sehr aktiven Geschehens liegt die maximale Gruppengröße in der Gruppenübung meist unter der der Gruppendiskussion. In der Regel dürfte bei sechs Teilnehmern die obere Grenze bereits erreicht sein. Ziel der Aktion ist natürlich nicht die Bewertung des Turms oder der Brücke, sondern die Beobachtung des Sozialverhaltens während der Übung. Interessant ist in diesem Zusammenhang auch die Möglichkeit, das Sozialverhalten in Stresssituationen beobachten zu können. Die Belastung ergibt sich meist von allein, wenn die Aufgabe hinreichend schwierig gestaltet ist, die Zeit abläuft oder eine fast fertige Konstruktion in sich zusammenbricht. Der Nachteil der klassischen Simulationsübung liegt in der Verletzung des Simulationsprinzips. Wohl kaum ein Bewerber wird jemals in seiner beruflichen Laufbahn Türme oder Eier-Fall-Schutzkonstruktionen bauen müssen. Hier ist letztlich die Kreativität der Diagnostiker gefragt, die Vorteile der Gruppenübung in möglichst realitätsnahen Szenarien nutzen zu können.

3.2.2 Assessment Center

das Assessment Center integriert verschiedene Übungsformen

Das Assessment Center (AC) stellt ohne Zweifel die aufwändigste Form der Integration mehrerer Verhaltensbeobachtungsübungen dar. Nicht selten werden in das Assessment Center allerdings zusätzlich auch solche Aufgaben integriert, die den Charakter klassischer Leistungstests besitzen und somit nicht mehr der Methode der Verhaltensbeobachtung zuzurechnen sind (z. B. Intelligenztests). Das klassische Anwendungsgebiet des Assessment Centers liegt im Bereich der Personaldiagnostik. Es wird eingesetzt, um Bewerber auszuwählen, innerhalb einer Organisation den Personalentwicklungsbedarf zu ermitteln oder bereits durchgeführte Maßnahmen der Personalentwicklung zu evaluieren. Aus methodischer Sicht spricht jedoch nichts dagegen, das Assessment Center auch im klinischen Bereich, in der Forschung oder in der praktischen Entwicklungspsychologie einzusetzen. Da dies zur Zeit allerdings die Ausnahme sein dürfte, beschränken wir uns in der nachfolgenden Darstellung auf den häufigsten Anwendungsfall, also den der Personalauswahl.

Das Assessment Center gehört zu den kostspieligsten Methoden der Personaldiagnostik und kommt daher insbesondere bei solchen Bewerbern zum Einsatz, von denen sich das Unternehmen eine besonders hohe Wertschöpfung verspricht. In der Regel sind dies (Nachwuchs-)Führungskräfte. Die Kosten ergeben sich aus der Dauer der Diagnosephase (mindestens ein ganzer Tag) sowie den Personalkosten der zahlreich Mitwirkenden. Im Zentrum des Interesses stehen die sozialen Kompetenzen der Bewerber, die man in möglichst berufsnahen Simulationen sozialer Interaktionen beobachten möchte. Tabelle 1 gibt einige Beispiele für typische Kompetenzen, die in Assessment Centern beobachtet werden. Die Operationalisierung erfolgt jeweils spezifisch für den jeweiligen Anwendungskontext.

Tabelle 1:
Beispiele für soziale Kompetenzen und ihre mögliche Operationalisierung im Assessment Center

Kompetenz	Operationalisierungsbeispiele
Durchsetzungsfähigkeit	– lässt sich in der Gruppendiskussion nicht von anderen unterbrechen – reagiert auf Kritik mit Gegenargumenten – kritisiert aktiv abweichende Meinungen anderer Gesprächsteilnehmer – kann andere Gruppenmitglieder auf seine Seite ziehen
Perspektivenübernahme	– verwendet (z. B. im Vortrag) gegenüber Laien keine Fachsprache – aktives Zuhören im Rollenspiel – erkennt und berücksichtigt emotionale Befindlichkeit des Gegenübers
Kommunikationsfähigkeit	– spricht in Vorträgen frei, ohne Stottern in angemessener Lautstärke – lässt andere in der Gruppendiskussion ausreden – hält Augenkontakt zu Gesprächspartner bzw. Zuhörern – unterstreicht verbale Äußerungen durch Mimik und Gestik – versteht es, Geschäftspartnern im Rollenspiel zu schmeicheln
Teamfähigkeit	– trägt aktiv zur Zielerreichung in der Konstruktionsübung bei – geht in der Gruppendiskussion Kompromisse ein – versucht Konflikte zwischen Gruppenmitgliedern zu schlichten

Ablauf eines Assessment Centers

Im Gegensatz zum klassischen Einstellungsinterview müssen die Bewerber auch untereinander interagieren und werden hierbei von mehreren geschulten Beobachtern hinsichtlich zuvor festgelegter Kriterien begutachtet. Der Ablauf eines Assessment Centers gestaltet sich in etwa wie folgt: Zunächst werden mehrere Bewerber in einer Gruppe zusammengefasst und gemeinsam zum Assessment Center eingeladen. In der Regel sind es sechs bis maximal 12 Personen. Über ein bis drei Tage hinweg müssen die Bewerber unterschiedlichste Aufgaben (Rollenspiele, Gruppendiskussionen, Konstruktionsübungen u. Ä.) absolvieren, bei denen sie entweder allein, zu zweit oder in der Gruppe vor einem Beobachtergremium auftreten. In den Pausen sowie am Abend erfolgt keine Begutachtung der Kandidaten. Nach Abschluss aller Übungen werden die Bewerber nach Hause entlassen, während die Beobachter sich in der sog, Beobachterkonferenz zusammensetzen, um gemeinsam eine abschließende Bewertung jedes Bewerbers zu diskutieren. Wenden wir uns zunächst den verschiedenen Personengruppen des ACs zu, ehe wir auf grundlegende Konstruktionsprinzipien eingehen.

Bewerber sollten vorausgewählt werden

Die wichtigste Rolle spielen natürlich die *Bewerber*. Aufgrund der hohen Kosten des Assessment Centers empfiehlt sich hier eine sorgfältige Vorauswahl. In der Regel haben die AC-Teilnehmer bereits mehrere Auswahlhürden genommen. Die Bewerbungsunterlagen wurden positiv beschieden, ggf. Fragebögen zur Selbstbeschreibung ausgefüllt sowie kognitive Leistungstests absolviert. In vielen Fällen fand darüber hinaus auch schon ein persönliches Gespräch mit den Kandidaten statt. Alles in allem handelt es sich mithin um Personen, denen eine hinreichende fachliche Qualifikation bescheinigt wurde. Im Assessment Center geht es nun darum, diejenigen Qualifikationen zu erfassen, die nur schwer aus Zeugnissen bzw. nur unbefriedigend mit anderen diagnostischen Methoden zu erfassen sind. Im Wesentlichen sind dies soziale Kompetenzen, die sich zuvor im Rahmen einer Anforderungsanalyse als besonders wichtig für das Unternehmen erwiesen haben. Es ist davon auszugehen, dass die meisten Bewerber heute bereits wissen, was ein Assessment Center ist und so mancher hat auch schon die einschlägige Ratgeberliteratur konsumiert oder vielleicht sogar an einem AC-Training teilgenommen. Dennoch sollten alle Bewerber zu Beginn des Assessment Centers auf den gleichen Erkenntnisstand gebracht werden, um zumindest annähernd gleiche Ausgangsbedingungen zwischen den Kandidaten zu gewährleisten.

Rolle des Moderators im AC

Dies ist eine wichtige Aufgabe des *Moderators*. Der Moderator ist eine Art „Zeremonienmeister". Er leitet das Assessment Center, verantwortet den reibungslosen Ablauf und wacht über die Einhaltung aller Regeln, ohne selbst die Leistungen der Bewerber zu beurteilen. Er nimmt insofern eine neutrale Position ein. Da die Beobachter selbst keinen persönlichen Kontakt zu den Kandidaten haben dürfen, stellt er an den AC-Tagen die einzige offizielle Verbindung zwischen den Bewerbern und der Organisation dar. Zu Beginn des Assessment Centers klärt er die Kandidaten über das genaue Vorgehen auf. Er erklärt z. B. wie lange das AC dauern wird, wie die Entscheidung für oder gegen einen Kandidaten im Prinzip zustande kommt und wann die Kandidaten eine Rückmeldung erhalten. Auch nimmt er ihnen die Furcht davor, dass sie in Pausen beobachtet werden könnten und legt die Anforderungsdimensionen offen. Letzteres geschieht in der Praxis wahrscheinlich nur selten. Zu Recht befürchtet man, dass die Kenntnis der Anforderungsdimensionen zu einem besseren Abschneiden in den Übungen beiträgt. Wenn man die Anforderungsdimensionen nicht bekannt gibt, sind folglich diejenigen Bewerber im Vorteil, die die Anforderungsdimensionen korrekt erraten, da sie sich am besten auf die Erwartungen des Unternehmens einstellen können (vgl. Kleinmann, 1997). In der Konsequenz schneiden Richtig-Rater der Tendenz nach besser ab als Falsch-Rater. Dies kann jedoch nicht im Sinne des Unternehmens sein. Schließlich möchte man nicht diejenigen einstellen, die besonders gut Anforderungsdimensionen erraten können. Legt man die Anforderungen hingegen allen Teilnehmern offen dar, so hat jeder die Chance, sein Bestes zu geben. Die hiermit verbundene Leistungssteigerung der Kandidaten ist nicht weiter problematisch. Ohnehin muss man davon ausgehen, dass im Assessment Center keineswegs das durchschnittliche Leistungsniveau der Kandidaten erfasst wird. Jeder, der die ausgeschriebene Stelle haben möchte, präsentiert sich vielmehr möglichst vorteilhaft. Eine weitere Aufgabe des Moderators liegt in der Anmoderation der Übungen. Finden sich beispielsweise die Kandidaten zur Gruppendiskussion im Übungsraum ein, so erläutert ihnen der Moderator die anstehende Aufgabe und beantwortet etwaige Fragen. Während der Übung nimmt er die Zeit und beendet die Übung nach Ablauf der vorgegebenen Dauer. Gegenüber den Beobachtern erfüllt er eine ähnliche Funktion. Zum einen achtet er auf die Einhaltung der Beobachter-Regeln und weist die Beobachter – wenn nötig – z. B. darauf hin, dass sie den Kandidaten während der Übung kein indirektes Feedback geben dürfen, zum anderen steht er den Beobachtern zur Beantwortung methodischer oder organisatorischer Fragen zur Verfügung. Nach der letzten Übung verabschiedet er die Bewerber und moderiert die Beobachterkonferenz (s. u.). Da der Moderator insgesamt betrachtet eine herausgehobene, neutrale Position gegenüber allen Beteiligten einnehmen muss, empfiehlt es sich, auf eine organisationsexterne Person zurückzugreifen. Häufig wird der Moderator z. B. von einer Unternehmensberatung gestellt. Man erhofft sich hiervon eine größere Standfestigkeit gegenüber etwaigen Manipulationsversuchen einzelner Beobachter.

Rolle der Beobachter im AC

Die Qualität der AC-gestützten Diagnose sozialer Kompetenzen steht und fällt mit der Qualifikation der *Beobachter*. In der Regel handelt es sich dabei um Vertreter des Unternehmens, um Mitarbeiter der Personalabteilung sowie Fachvorgesetzte. Angestrebt wird, dass die Beobachter kein eigenes Interesse an der Einstellung oder Zurückweisung bestimmter Kandidaten mitbringen. Dies führt zu der Überlegung, dass die Beobachter Führungskräfte sein sollten, die in der Unternehmenshierarchie zwei Ebenen oberhalb der Einstellungsebene angesiedelt sind (Obermann, 1992). Niemand wählt mithin seinen eigenen Mitarbeiter aus, sondern bestenfalls den Mitarbeiter eines Mitarbeiters. Darüber hinaus kann auch der Einsatz organisationsexterner Beobachter sinnvoll sein, denen wir eine besonders hohe Neutralität bescheinigen können. Liegen gut ausgearbeitete Beobachtermaterialien mit klar definierten Bewertungskriterien vor, so ist kein Insiderwissen über die Organisationen vonnöten. Mehrfach konnte belegt werden, dass sich der Einsatz von Psychologen als Beobachter positiv auf die Messqualität auswirkt (Gaugler, Rosenthal, Thornton & Bentson, 1987; Sagie & Magnezy, 1997). In jedem Falle müssen die Beobachter zuvor in einer mindestens eintägigen Beobachterschulung auf ihre anspruchsvolle Aufgabe vorbereitet werden (vgl. z. B. Kanning, Hofer, Schulze Willbrenning, in Vorb.; Kanning & Limpächer, 2002). Eine solche Schulung verfolgt mehrere Zwecke (Spychalski, Quinones Gaugler & Pohley, 1997): Die Beobachter sollen für systematische Fehler und Verzerrungen der menschlichen Urteilsbildung sensibilisiert werden, Gegenmaßnahmen reflektieren, die Übungen sowie die zu messenden Dimensionen kennen lernen, den Umgang mit den Beobachtungsmaterialien einüben und ggf. auch Bezugssysteme zur Bewertung des beobachteten Verhaltens ausbilden. In manchen Trainings wird darüber hinaus auch das Verhalten im Feedbackgespräch sowie das Abfassen von schriftlichen Gutachten eingeübt. Die Beobachtertätigkeit setzt ein hohes Maß an Konzentrationsfähigkeit und Disziplin voraus. Während Ersteres noch viele Führungskräfte mitbringen, ergeben sich im Hinblick auf Letzteres häufig Probleme. Viele Führungskräfte geraten in einen Rollenkonflikt, wenn sie als Beobachter im Assessment Center eingesetzt werden. Entgegen den gängigen Alltagsroutinen der Personenbeurteilung müssen sie sich einem strengen Reglement unterwerfen und akzeptieren, dass ihre Beobachtungen und Bewertungen genauso viel oder wenig zählen wie die Einschätzungen anderer Beobachter, die in der Hierarchie des Unternehmens vielleicht viel weiter unten angesiedelt sind. In manchen Unternehmen bereitet es schon Schwierigkeiten, die Führungskräfte überhaupt zur Teilnahme an einem Beobachtertraining zu bewegen. Manch einer glaubt, dass seine Alltagsroutinen vollkommen ausreichend sind. Kann man solche Personen nicht vom Gegenteil überzeugen, sollte man lieber ganz auf sie verzichten. Die Beobachter müssen zahlreiche Regeln beachten. So dürfen sie z. B. keinen persönlichen Kontakt zu den Bewerbern aufnehmen, sich während der Übungen jeglicher Rückmeldungen an die Kandidaten enthalten („Pokerface"), vor der Beobachterkonferenz mit ihren Kollegen nicht über die Kandidaten sprechen und sich darüber hinaus an die Bewertungskriterien halten. Insgesamt betrachtet handelt es sich hierbei um eine sehr anspruchsvolle und anstrengende Tätigkeit.

Schulung der Beobachter

Rolle der Assistenten im AC

Die vierte und letzte Personengruppe, die im Assessment Center in Erscheinung tritt, ist die der *Assistenten*. Die Assistenten der Moderators – häufig Praktikanten oder Studenten – übernehmen zum einen organisatorische Aufgaben, zum anderen werden sie als Rollenspieler eingesetzt. Als Organisationsassistenten wachen sie über den Zeitplan. Sie sorgen dafür, dass zum vorbestimmten Zeitpunkt ein bestimmter Bewerber im Übungsraum erscheint, sich ggf. im Vorbereitungsraum für die nächste Aufgabe präpariert oder schlichtweg im Warteraum die Zeit bis zur nächsten Übung überbrückt. Bewerber, die gerade eine Übung absolviert haben, dürfen dabei nicht unbeaufsichtigt auf andere AC-Teilnehmer treffen, die die gleiche Übung noch vor sich haben. Auf diesem Wege soll eine Vorinformation einzelner Kandidaten verhindert werden, denn eines der wichtigsten Prinzipien des Assessment Centers ist die Schaffung gleicher Rahmenbedingungen für alle Teilnehmer. Hieraus leitet sich auch der Einsatz von Assistenten als Rollenspieler ab. Würde man zwei Bewerber in einem Rollenspiel zusammenbringen, so wären die Bedingungen in jedem Rollenspiel andere, da sich die Interaktion in völlig unstandardisierter Weise entwickeln würde. Die zuvor trainierten Rollenspieler gewährleisten demgegenüber ein deutlich höheres Maß an Standardisierung. Auch ist es möglich, einem Gespräch einen bestimmten Verlauf vorzugeben, indem die professionellen Rollenspieler z. B. nach einer vorgegebenen Zeit einen Konflikt eskalieren lassen.

Insgesamt erweist sich das Assessment Center als eine sehr personalintensive Methode, die noch dazu den Funktionsträgern ein hohes Maß an Professionalität abverlangt. Damit diese Mühen auch effektiv genutzt werden können, sind einige grundlegende Prinzipien zu berücksichtigen (vgl. Fisseni & Fennekels, 1995; Kanning, 2002b; Kleinmann, 1997; Obermann, 1992).

die Anforderungsanalyse definiert, was im AC gemessen werden soll

Am Anfang einer jeden personaldiagnostischen Methode – und so auch des Assessment Centers – steht eine *Anforderungsanalyse*. Mit Hilfe der Anforderungsanalyse wird festgelegt, welche Kompetenzen der Bewerber für die Besetzung der fraglichen Stelle im Unternehmen überhaupt von Interesse sind und in welchem Ausmaß diese Kompetenzen ausgeprägt sein müssen, damit eine Einstellung des Kandidaten sinnvoll erscheint. Die Analyse liefert also sowohl die Anforderungsdimensionen als auch ein Anforderungsprofil. Letzteres beschreibt entweder die Mindestanforderungen, die ein Bewerber erfüllen muss oder ein Idealprofil. Die Menge der Anforderungsdimensionen sollte möglichst gering gehalten werden. Je mehr Dimensionen zum Einsatz kommen, desto schwerer fällt in aller Regel eine genaue definitorische Abgrenzung. Die genaue Abgrenzung ist aber sehr wichtig, damit die Beobachter später auch wissen, welches Verhalten welcher Dimension zuzuordnen ist. Hinzu kommt, dass viele Dimensionen entweder zu einer Ausweitung der Dauer des Assessment

Centers führen – was die Kosten in die Höhe treibt – oder eine Überlastung der Beobachter in den einzelnen Übungen zur Folge hat. Will man viele Dimensionen mit Hilfe weniger Übungen erfassen und ist aus Kostengründen nicht in der Lage, die Anzahl der Beobachter entsprechend groß zu halten, so muss zwangsläufig jeder Beobachter in jeder Übung entsprechend viele Dimensionen gleichzeitig im Blick halten. Je mehr Dimensionen dies sind, desto schwieriger ist jedoch die Aufgabe. Eine Studie von Gaugler und Thornton (1989) zeigt denn auch, dass schon bei sechs Dimensionen die Validität der Beobachtung deutlich absinkt. Leisten (2002) konnte zeigen, dass sich die Beobachter in ihrem Urteil schon dann maßgeblich nur noch von rudimentären visuellen Eindrücken leiten lassen, wenn sie innerhalb von 15 Minuten vier Bewerber in einer Gruppendiskussion auf jeweils drei Dimensionen einschätzen mussten. Die verbalen Äußerungen der Kandidaten konnten keine zusätzliche Varianz der Urteile aufklären.

die Auswahl der Übungen folgt dem Simulationsprinzip

Steht fest, was im Assessment Center eigentlich diagnostiziert werden soll, geht es in einem nächsten Schritt um die *Auswahl passender Übungen*. Hierbei gilt das Simulationsprinzip (Höft & Funke, 2001; Schuler, 1996). Die Übungen sollten inhaltlich relevante Aspekte des beruflichen Alltags aufgreifen. Geht es z. B. um die Besetzung der Position eines Verkaufsleiters einer Brauerei, so könnte man im Rollenspiel die Verkaufsverhandlungen mit dem Ausrichter eines großen Volksfestes simulieren. Die Simulation soll gleichzeitig die prognostische Validität des Assessment Centers sowie die Augenscheinvalidität aus der Perspektive der Bewerber erhöhen. Letztlich ist die Auswahl und Gestaltung der AC-Übungen ein sehr kreativer Prozess. Die Forschung liefert kaum eine Hilfestellung, da einzelne Übungstypen bislang nicht systematisch erforscht werden. Eine Ausnahme bildet dabei die klassische Postkorbübung. Hierbei handelt es sich um eine kognitive Leistungsaufgabe, bei der vor allem das Organisationstalent der Bewerber getestet werden soll. Untersuchungen zur Validität dieser Übung lassen ihren Einsatz jedoch nicht ratsam erscheinen (Rolland, 1999; Schippmann & Prien, 1990).

die Beurteilung beruht auf mehreren unabhängigen Beobachtungen

Bei der Auswahl und Gestaltung der Übungen muss man immer die Passung zwischen Anforderungsdimensionen und Übungen im Blick haben. Man muss sich überlegen, welche Verhaltensdimension überhaupt mit welcher Übung gut zu beobachten ist. Daraus ergibt sich eine Gesamtstruktur des Assessment Centers nach dem *Multitrait-Multimethod-Prinzip*: mehrere Eigenschaften der Bewerber werden mit mehreren Methoden (Übungen) unabhängig voneinander erfasst. Wird die Leistung eines Bewerbers auf einer bestimmten Anforderungsdimension beurteilt, so liegen mehrere voneinander unabhängige Beobachtungen zugrunde, die sich auf unterschiedliche Situationen beziehen. Somit kann ausgeschlossen werden, dass die Leistung des Kandidaten nur auf Grund einer besonders günstigen oder ungünstigen Konstellation der Rahmenbedingungen in einer einzelnen Übung zustande gekommen ist. Tabelle 2 verdeutlicht das Multitrait-Multimethod-Prinzip anhand eines Beispiels. Das AC besteht aus insgesamt fünf Übungen, mit deren Hilfe fünf Dimensionen erfasst werden sollen. Jede Dimension wird in mindestens zwei voneinander unabhängigen Übungen eingeschätzt. Gleichzeitig dient jede Übung zur Messung von mindestens zwei Anforderungsdimensionen. Hiermit folgt man einerseits den Bemühungen, das AC möglichst ökonomisch zu gestalten – jede Übung wird vielfältig genutzt –, andererseits werden die Beobachter innerhalb einer Übung nicht zu stark belastet.

Tabelle 2:
Multitrait-Multimethod-Prinzip im Assessment Center

Anforderungsdimensionen	**Übungen**				
	Gruppendiskussion	Rollenspiel	Stegreifrede	Planungsaufgabe	Konstruktionsaufgabe
Perspektivenübernahme		X	X	X	
Durchsetzungsfähigkeit	X	X			X
Leistungsmotivation			X	X	X
Teamfähigkeit	X	X			X
Stressresistenz			X	X	

Erläuterung: Das X gibt an, welche Anforderungsdimension in welcher Übung beobachtet wird. Nicht jede Dimension des Assessment Centers muss eine soziale Kompetenz sein (z. B. Stressresistenz).

die Konstruktvalidität des ACs ist gering

Anhand der Multitrait-Multimethod-Matrix kann anschaulich ein methodisches Problem des Assessment Centers verdeutlicht werden. Die Rede ist von der geringen *Konstruktvalidität*. Eigentlich sollte es so sein, dass innerhalb einer Übung die Beurteilungen zu verschiedenen Dimensionen nur gering korreliert sind (diskriminante Validität). Gleichzeitig sollten aber die Beurteilungen einer Dimension über die verschiedenen Übungen hinweg deutlich höher korrelieren (konvergente Validität; Campbell & Fiske, 1959). Zahlreichen Untersuchungen zufolge werden diese Erwartungen jedoch nur sehr selten erfüllt (zusammenfassend: Kleinmann,

1997; Arthur, Woehr & Maldegen, 2000). Die Gründe hierfür sind vielfältig (zusammenfassend Lievens, 1998): unscharf operationalisierte bzw. nicht eindeutig voneinander abgrenzbare Anforderungsdimensionen (Kleinmann, Exler, Kuptsch & Köller, 1995; Woehr, 1992), Beobachtung von zu vielen Dimensionen pro Übung (Gaugler & Thornton, 1889), die Beobachterrotation (Robie, Osburn, Morris, Etchegaray & Adams, 2000), schlecht ausgebildete Beobachter (Sagie & Magnezy, 1997), inkonsistentes Verhalten der AC-Teilnehmer bzw. Teilnehmer, die sich stärker von den Stimuli der jeweiligen Übungssituation als von ihren eigenen Eigenschaften leiten lassen (Turnage & Muchinsky, 1982; Kuptsch, Kleinmann & Köller, 1998; Lance, Newbolt, Gatewood, Foster, French & Smith, 2000). Hinzu kommt, dass die Art der Validitätsberechnung Einfluss nimmt (Kleinmann, 1997; Arthur, Woehr & Maldegen, 2000).

die Zuordnung von Beobachtern zu Bewerbern rotiert über die Übungen hinweg

Ein weiteres Prinzip der AC-Konstruktion ist die *Beobachterrotation*. Solange die Bewerber in bestimmten Übungen allein zu bewerten sind, ist die Aufgabe für die Beobachter noch vergleichsweise einfach. Jeder Beobachter schätzt jeden Kandidaten nacheinander auf den interessierenden Dimensionen ein. Pro Beobachter sollten möglichst nicht mehr als drei Dimensionen zu beobachten sein. Schwierig wird es hingegen, wenn z. B. in der Gruppendiskussion gleichzeitig mehrere Kandidaten auftreten. In diesem Falle teilen die Beobachter die gemeinsame Aufgabe untereinander auf. Tabelle 3 verdeutlicht das Vorgehen. In unserem Beispiel werden sechs Bewerber in vier Gruppenübungen durch vier Beobachter eingeschätzt. Dies ist ein sehr gutes Verhältnis zwischen der Anzahl der Kandidaten und der Menge der Beobachter. Man sollte ein Verhältnis von mindestens 2:1 anstreben. Nehmen wir einmal an, jeder Bewerber wird in jeder der vier Übungen auf drei Dimensionen eingeschätzt. Würde jeder Beobachter nun in jeder Übung alle Kandidaten systematisch beobachten, so käme dies einer eindeutigen Überforderung gleich. Er müsste pro Übung 18 Ratings abgeben. Dem Prinzip der Beobachterrotation folgend muss jeder Beobachter in unserem Beispielfall jedoch nur drei Kandidaten im Auge behalten, wobei gleichzeitig jeder Kandidat in jeder Übung von zwei Beobachtern beurteilt wird. Über die Übungen hinweg rotiert die Zuteilung von Beobachtern zu AC-Teilnehmern. Somit kann sichergestellt werden, dass einerseits jeder Bewerber immer mehrere voneinander unabhängige Beurteilungen erfährt und dabei andererseits keiner der Beobachter über mehrere Übungen hinweg die Beurteilung eines bestimmten Kandidaten maßgeblich beeinflussen kann. Der in Tabelle 3 dargestellte Rotationsplan wird vor dem Assessment Center ohne Ansehen der Personen verbindlich festgelegt. Sind vergleichsweise viele Dimensionen pro Übung einzuschätzen, so kann nach den gleichen Prinzipien auch ein Dimensionsrotationsplan erstellt werden. Letztlich hat jeder Beobachter im AC einen Plan vor sich liegen, aus dem hervorgeht, in welcher Übung er welche Personen im Hinblick auf welche Anforderungsdimensionen beurteilen soll.

Tabelle 3:
Prinzip der Beobachterrotation

Beobachter	Übungen			
	Rollenspiel	Fallübung	Gruppen-diskussion	Konstruktions-übung
1	A, B, C	D, E, F	B, C, F	A, D, E
2	A, D, E	A, B, C	D, E, F	B, C, F
3	B, C, F	A, D, E	A, B, C	D, E, F
4	D, E, F	B, C, F	A, D, E	A, B, C

Erläuterung: Die Buchstaben stehen für unterschiedliche Bewerber, die von den Beobachtern in der jeweiligen Übung beobachtet werden müssen.

in der Beobachter-konferenz werden alle Beobachtungen zusammen-getragen

Nach Abschluss der letzten Übung kommen die Beobachter zur sog. *Beobachterkonferenz* zusammen. Während bislang jeder Beobachter für sich allein die Kandidaten beurteilt hat und kein Austausch zwischen den Beobachtern stattfinden durfte, sollten nun alle Benotungen zusammengetragen werden. Das Ziel ist die abschließende Einschätzung jedes Teilnehmers auf den zugrunde gelegten Anforderungsdimensionen sowie ein Vergleich zwischen dieser Benotung und dem Anforderungsprofil. In Abhängigkeit von der Anzahl der AC-Teilnehmer kann eine Beobachterkonferenz leicht mehrere Stunden in Anspruch nehmen. Zunächst muss jeder Beobachter auf der Basis seiner eigenen Beobachtungen ein vorläufiges Endurteil auf jeder Dimension fällen. Dies kann rein arithmetisch oder im Sinne einer klinischen Urteilsbildung erfolgen. In der Regel erleben die Beobachter die klinische Urteilsbildung als angenehmer, da sie ihnen mehr Freiheiten lässt. De facto erfolgt jedoch in den meisten Fällen eine Integration der Daten, die der statistischen Urteilsbildung entspricht, d. h. die Beobachter haben subjektiv das Gefühl, nicht arithmetisch vorzugehen, tun dies aber letztlich doch, zumindest korrelieren die Ergebnisse beider Prozeduren sehr hoch miteinander (Pynes, Bernardin, Benton & McEvoy, 1988). Die individuellen Endnoten werden anschließend durch den Moderator auf einer Overhead-Folie o. Ä. gesammelt. In der Regel werden die Benotungen auf jeder Dimension mehr oder minder streuen. Erst durch eine Diskussion wird die abschließende Benotung des Kandidaten festgelegt. Dazu bedienen sich die Beobachter ihrer Aufzeichnungen aus den einzelnen Übungen. Die Aufgabe des Moderators besteht darin, darauf zu achten, dass alle Beobachter sich gleichermaßen einbringen können und nur sachbezogene Informationen Berücksichtigung finden. Ergebnisse von Feltham (1988) sowie Pynes und Bernardin (1992) deuten allerdings darauf hin, dass sich die Validität des Endurteils durch eine rein arithmetische Urteilsbildung im Vergleich zur (klinischen) Diskussion der Einzelnoten noch steigern lässt.

Alles in allem ist das Assessment Center mithin eine recht aufwändige Methode der Verhaltensbeobachtungen, deren Einsatz sich jedoch lohnt. Schon mehrfach konnte die gute prognostische Validität des Verfahrens empirisch belegt werden (Schuler, 1996; Höft & Funke, 2001). Aufgrund der Komplexität gilt es jedoch, viele potentielle Fehlerquellen zu bedenken. Wichtig ist zum einen der spezifische Zuschnitt des Assessment Centers auf den konkreten Anwendungsfall und andererseits eine kontinuierliche Evaluation des Vorgehens, sofern das Verfahren über längere Zeit mehrfach eingesetzt werden soll.

3.2.3 Standardisierte Verfahren

Assessment Center werden jeweils für aktuelle Fragestellungen neu konzipiert und auf die jeweiligen Anforderungsdimensionen zugeschnitten. Betrachten wir unterschiedliche Assessment Center im Vergleich, so ergibt sich die Gemeinsamkeit der Methode aus den grundlegenden Prinzipien, die wir soeben beschrieben haben, also z. B. aus dem Multitrait-Multimethod-Ansatz. Eine Standardisierung des Vorgehens in Durchführung, Auswertung und Interpretation liegt bestenfalls innerhalb der Grenzen eines bestimmten Assessment Centers vor, das beispielsweise über Jahre hinweg in einem Unternehmen immer wieder in gleicher Weise durchgeführt wird. Vergleich man jedoch die Assessment Center verschiedener Unternehmen, so wird man kaum noch von einer Standardisierung des Vorgehens sprechen können. Im folgenden Abschnitt wollen wir Verfahren vorstellen, die unabhängig vom konkreten Anwendungsfall bzw. unabhängig von den Anwendern vollständig standardisiert ablaufen. Derartige Instrumente existieren nur in geringer Zahl. Wir diskutieren zunächst das Kassler-Kompetenz-Raster (Kauffeld, Grote & Frieling, 2000) sowie das Kieler Einschulungsverfahren (Fröse, Mölders & Wallrodt, 1988). Im Anschluss daran stellen wir einige Beobachtungsverfahren vor, die in klinische Verhaltenstrainings integriert sind (Döpfner, Schürmann & Frölich, 2000; Petermann & Petermann, 2001, 2003a, 2003b).

Kassler-Kompetenz-Raster

Das *Kassler-Kompetenz-Raster* (KKR; Kauffeld, Grote & Frieling, 2000) ist ein standardisiertes Verhaltensbeobachtungsverfahren, das für die organisationspsychologische Praxis vorgesehen ist und dabei vor allem der Personalentwicklung dienen soll. Ziel des Verfahrens ist die Messung der beruflichen Handlungskompetenz von Mitarbeitern, die in Gruppen zusammenarbeiten. Unter der Überschrift „Handlungskompetenz" subsumieren die Autoren die vier klassischen Bereiche der Fach-, Methoden-, Sozial- und Selbstkompetenz. Das KKR strebt eine Erfassung aller vier Bereiche an. Hierzu werden die Mitarbeiter einer Arbeitsgruppe gebeten, gemeinsam ein realistisches, aus dem beruflichen Alltag entlehntes Problem zu lösen. Während der Lösungsphase, die 90 Minuten dauern soll, werden die Teammitglieder teilnehmend und offen beobachtet. Darüber hinaus wird die gesamte Gruppenarbeit per Video aufgezeichnet. Nach der Übung erfolgt eine Transkription der aufgezeichneten Daten sowie eine Kategorisierung und Bewertung des Geschehens nach festgelegten Kriterien. Tabelle 4 gibt die Kriterien für den Bereich der sozialen Kompetenz wieder. Im Zentrum der Analyse stehen die verbalen Äußerungen der Gruppenteilnehmer. Neben Aussagen über jedes einzelne Teammitglied lassen sich auch Charakterisierungen der gesamten Gruppe vornehmen.

Ein Vorteil des KKR besteht ohne Zweifel in der starken Komprimierung der Kompetenzbereiche, womit es den Bedürfnissen vieler Organisationen entgegenkommt, die mit möglichst wenig Daten eine dennoch umfassende Beschreibung der Kompetenzen erreichen wollen. Dieser Vorteil birgt gleichzeitig aber auch die Gefahr einer allzu starken Vereinfachung in sich, wenn man das KKR in der beschriebenen Weise zur Individualdiagnostik einsetzen würde. In diesem Falle wäre die Verhaltensstichprobe sicherlich viel zu klein für die Ableitung generalisierender Aussagen. Hinzu kommt, dass innerhalb des Bereiches der sozialen Kompetenzen keine Differenzierung unterschiedlicher Kompetenzdimensionen vorgesehen ist. Vielmehr werden ganz konkrete Verhaltensweisen aufgelistet und bewertet. Alles in allem betrachtet zielt das KKR mithin eher auf eine Bewertung sozial kompetenten Verhaltens und nicht auf eine Messung allgemeiner sozialer Kompetenzen im Sinne unserer Definitionen (vgl. Kapitel 1) ab. In der Personalentwicklung kann es sicherlich fruchtbare Dienste leisten, weil es eine sehr konkrete und differenzierte Rückmeldung des konkreten Handelns in einer klar umrissenen sozialen Situation ermöglicht. Hierdurch bietet es einen guten Ausgangspunkt für Verhaltenstrainings.

Tabelle 4:
Analysekriterien zur Beurteilung der sozialen Kompetenz im KKR
(nach Kauffeld et al., 2000)

Kompetenzbereich	Aspekte	Kriterien
Soziale Kompetenz	positive, wertende Äußerungen gegenüber Personen oder ihren Handlungen	ermunternde Direktansprache; Zustimmung/ Unterstützung; inhaltliche Ablehnung; Rückmeldung; Lob/Verständnis; atmosphärische Auflockerungen; Trennung von Meinungen und Tatsachen; Ansprache von Gefühlen
	negative, wertende Äußerungen gegenüber Personen oder ihren Handlungen	Tadel/Abwertung; Reputation; Unterbrechung; Seitengespräch

Kieler Einschulungsverfahren

Das *Kieler Einschulungsverfahren* (KEV; Fröse, Mölders & Wallrodt, 1988) kombiniert verschiedene Methoden zur Messung sozialer Kompetenzen. Wie der Name bereits verrät, geht es darum, die Schulfähigkeit von potentiellen Schulanfängern zu überprüfen. Neben der Verhaltensbeobachtung in einer standardisierten Situation wird dazu ein Interview mit den Eltern des Kindes geführt. Zusätzlich können optional kognitive Leistungsaufgaben eingesetzt werden. Bei vollständiger Anwendung erfasst der KEV mit einem Zeitaufwand von ca. zwei Stunden die in Tabelle 5 aufgelisteten Dimensionen. Im Zentrum des Verfahrens steht die Verhaltensbeobachtung der Kinder in einer simulierten Unterrichtssituation. Die Simulation erfolgt in Gruppen mit mehreren Kindern, die bei der Bewältigung der Leistungsaufgaben sowie hinsichtlich des Sozialverhaltens von zwei Lehrern beobachtet werden. Anschließend füllen die Beobachter vorgegebene Einstufungsskalen aus und entscheiden unter Abwägung aller gesammelten Informationen über die Frage der Einschulbarkeit jedes Kindes.

Die Entwicklung eines standardisierten Instrumentes zur Messung der Schulfähigkeit ist sehr sinnvoll und vergleichsweise leicht zu realisieren, da jedes Grundschulkind unabhängig vom Geschlecht, Alter, sozioökonomischem Status oder regionaler Verortung im Prinzip die gleichen Fähigkeiten mitbringen muss, will es die ersten Grundschuljahre erfolgreich absolvieren. Leider nutzen die Testautoren die Chance einer sehr weitgehenden Standardisierung nur unvollständig. Das abschließende Urteil erfolgt rein klinisch, also ohne Vorgabe klarer Entscheidungsregeln und ohne Bezug auf zuvor ermittelte Normen. Die Beobachter müssen sich lediglich mit einigen qualitativen Fallbeispielen als Entscheidungshilfe begnügen. Umso erstaunlicher ist es, dass die Autoren trotz geringer Objektivität des Verfahrens gute Ergebnisse zur prognostischen Validität (Schulerfolg nach einem Jahr) sowie zur kriterienbezogenen Validität (Lehrerurteil) vorweisen können.

Tabelle 5:
Dimensionen der KEV (Fröse et al., 1988)

übergeordnete Bereiche	Dimensionen
kognitiv-behavioraler Bereich	Wahrnehmung, Umgang mit Mengen, Denkfähigkeit und Kenntnis, Sprache, Gedächtnis, Motorik, Leistungsmotivation, Arbeitsverhalten
sozialer Bereich	Kontaktaufnahme, Arbeiten in Gruppen
emotionaler Bereich	Sozial- und Leistungsangst

Verhaltenstrainings enthalten oft standardisierte Beobachtungsverfahren

Standardisierte Beobachtungsverfahren finden sich auch in einer Reihe klinischer Verhaltenstrainings. Ziel dieser Trainings ist es, Defizite im Sozialverhalten zu beseitigen. In den verschiedenen Verfahren stehen dabei auch unterschiedliche Formen sozial inkompetenten Verhaltens – soziale Ängstlichkeit, oppositionelles Problemverhalten, Aggression – im Fokus der Aufmerksamkeit. Mit Hilfe der Diagnostik sollen zum einen die bestehenden Defizite analysiert, zum anderen der Verlauf des Trainings sowie die Erfolge der vorgenommenen Interventionen evaluiert werden. Die Verhaltensbeobachtung ist in diesem Zusammenhang nur eine Diagnosemethode neben vielen anderen. In allen Trainingsverfahren wird zusätzlich zur Verhaltensbeobachtung auch auf Interviewdaten sowie Selbst- und Fremdbeschreibungen mittels Fragebogen zurückgegriffen. Tabelle 6 gibt einen Überblick über derartige Instrumente.

Tabelle 6:
Standardisierte Beobachtungsinstrumente aus Verhaltenstrainings

Training	Beobachtungsinstrument	Skalen zur Beschreibung sozialer (In)Kompetenzen
Therapieprogramm für Kinder mit hyperkinetischem und oppositionellem Problemverhalten THOP Döpfner et al. (2000)	VWU Verhalten während der Untersuchung (11 Kategorien)	Frustrationstoleranz, Kooperation, Impulskontrolle, Unsicherheit/Ängstlichkeit
Training mit aggressiven Kindern Petermann & Petermann (2001)	BAV Beobachtung aggressiven Verhaltens (14 Kategorien)	– verbale/nonverbale Aggression – offen gezeigt/verdeckte Aggr. – Zielobjekt: eigene vs. fremde Person, Gegenstände – Beteiligung: passiv-erfahrend vs. aktiv bewirkend – Selbstbehauptung – Kooperation/Hilfeleistung – Selbstkontrolle – Einfühlungsvermögen
	TMK Therapiemitarbeit des Kindes (4 Kategorien)	– verbale Reaktionen – nonverbale Reaktionen – Verhalten – sich einbringen
	Beobachtungsbogen für das Eltern-Interaktionsverhalten (3 Kategorien)	– Interaktion der Eltern – Interaktion Eltern-Kind – Interaktion der Geschwister
Training mit Jugendlichen Petermann & Petermann (2003a)	Beobachtungskategoriensystem (12 Kategorien)	– offen gezeigtes, verbales aggressives Verhalten – offen gezeigtes, nonverbales aggressives Verhalten – hinterhältiges aggressives Verhalten

		– aggressives, aufforderndes, provozierendes Verhalten – nicht-aggressiv, aufforderndes Verhalten – Eingehen auf nicht-aggressives, aufforderndes Verhalten – Ablehnen von Aufforderungen jeglicher Art – verbales Interaktionsverhalten – nonverbales Interaktionsverhalten – Anlehnung – Passivität – Vermeidung
Training mit sozial unsicheren Kindern Petermann & Petermann (2003b)	BSU Beobachtungsbogen für sozial unsicheres Verhalten (12 Kategorien)	still sein, Sprechen, Stottern, Gefühle, Gesichtsausdruck, Körperausdruck, Bewegungen, Tätigkeiten, Sozialkontakt, sich selbst behaupten, eigenständige Aktivitäten, sonstige Merkmale sozialer Angst und Unsicherheit

Bei allen in Tabelle 6 aufgelisteten Beobachtungsverfahren erfolgt die Beobachtung durch den Therapeuten selbst oder – soweit dies realisierbar ist – durch zusätzliches Personal. Petermann und Petermann (2003b) sehen in diesem Zusammenhang z. B. vor, dass der Erstkontakt zwischen Therapeut und Kind per Video aufgezeichnet wird. Später kann dann eine Einschätzung des Verhaltens durch mehrere unabhängige Beobachter vorgenommen werden. Analog kann man mit einzelnen Trainingssitzungen verfahren.

Bei den Instrumenten von Petermann und Petermann (2001, 2003a, 2003b) erfolgt die Einschätzung der jeweiligen Kategorien über eine fünfstufige Skala („tritt nie auf“ bis „tritt (durchgängig) immer auf“). Einzelne Kategorien werden dabei in Subkategorien unterteilt. In der Regel gibt der Beobachter jedoch pro Kategorie ein Rating ab, wobei jede Kategorie durch Aussagen, Stichworte, Symptome oder Sätze definiert wird. Döpfner et al. (2000) gehen ähnlich vor, arbeiten allerdings in jeder Kategorie mit unterschiedlichen Antwortskalen, die fünf bis sieben Stufen aufweisen. Eine kontinuierliche, handschriftliche Protokollierung der Beobachtungen ist bei keinem der genannten Instrumente explizit vorgesehen. Dies wäre angesichts der im Regelfall teilnehmenden Beobachtungssituation praktisch auch nicht zu realisieren. Eine Ausnahme bilden hier die Videoaufzeichnungen. Der BAV sowie der TMK sehen überdies eine handschriftliche Protokollierung „besonderer Beobachtungen und Anmerkungen“ vor. Abbildung 16 gibt ein Beispiel für einen Beobachtungsbogen. Das Rating erfolgt jeweils über die bereits erwähnte fünfstufige Skala.

Urteil	Verhalten
———	1. Kind wird beschimpft und angeschrien.
———	2. Schadenfreudiges Lachen, zynische Bemerkungen gegenüber Erwachsenen und Kindern, Spotten über andere.
———	3. Anschreien, Anbrüllen und Beschimpfen von Erwachsenen und Kindern.
———	4. Kind wird geboxt, getreten, gestoßen, gekratzt, an den Haaren gezogen und bespuckt.
———	5. Hinterhältiges Beinstellen, Stuhl wegziehen, Stoßen, schadenfreudiges Hilfe verweigern.
———	6. Boxen, Treten, Schlagen, Stoßen, Beißen, Kratzen, Spucken, Haare ziehen, Beschmutzen von Personen.
———	7. Selbstbeschimpfen, Selbstironie, Fluchen über eigenes Verhalten.
———	8. Nägel beißen, Haare raufen, Kopf anschlagen, selbstschädigende Kopf- und Körperbewegungen.
———	9. Beschimpfen und Verfluchen von Gegenständen.
———	10. Beschädigen von Gegenständen: Beschmieren, treten, zerreißen, Beschmutzen, Türe zuknallen und Sachen durch die Luft werfen.
———	11. Sich angemessen selbst behaupten: in normaler Lautstärke seine Meinung oder Kritik äußern, keine verletzenden Worte benutzen.
———	12. Kooperativ- und kompromissbereit: Vorschläge unterbreiten, nachgeben, Regeln einhalten, andere unterstützen.
———	13. Selbstkontrolle: bei Wut sich mit einer anderen Beschäftigung ablenken, der Steigerung des Konfliktes aus dem Weg gehen, Aufforderungen nachkommen, unaufgefordert Verpflichtungen nachkommen.
———	14. Einfühlen in das Gegenüber: anderen zuhören, die Meinung eines andren akzeptieren, nach Ursachen für Konflikte fragen und nachfragen, wie der andere sich fühlt.
Besondere Beobachtungen und Anmerkungen:	

Abbildung 16:
Beobachtungsbogen für aggressives Verhalten
(BAV; Petermann & Petermann, 2001, S. 67)

3.3 Zusammenfassung

Die Forschung hat vielfältige Methoden der Verhaltensbeobachtung hervorgebracht, die u. a. auch zur Messung sozialer Kompetenzen eingesetzt werden können. Der Vorteil der Verhaltensbeobachtung gegenüber anderen diagnostischen Vorgehensweisen liegt vor allem in der unmittelbaren Betrachtung des Sozialverhaltens, in dem sich die sozialen Kompetenzen eines Menschen ausdrücken. Der Schluss von einem beobachteten Sozialverhalten auf die zu Grunde liegenden Kompetenzen ist jedoch nur dann legitim, wenn das Verhalten in mehreren voneinander unabhängigen Interaktionen beobachtet werden konnte. Eine besonders deutliche Umsetzung dieses grundlegenden Erkenntnisprinzips findet sich in der Struktur des Assessment Centers wieder.

Diagnose sozialer Kompetenzen erfordert mehrere unabhängige Beobachtungen

Im Gegensatz zu den Verfahren der Verhaltensbeschreibung (vgl. Kapitel 4) überwiegt im Bereich der Verhaltensbeobachtung eine Beurteilung der Kandidaten durch andere Menschen – also die Fremdbeobachtung. Ebenso auffällig ist, dass es nur wenige standardisierte Verfahren zur Verhaltensbeobachtung gibt, die als fertiges Messinstrument im Handel erhältlich wären. Hierin ist jedoch kein prinzipielles Defizit zu sehen. Vielmehr zwingt die Situation den Anwender dazu, das zu tun, was im Bereich der Verhaltensbeobachtung ohnehin der beste Weg ist, nämlich ein Verfahren zu konzipieren, das genau auf die aktuelle Fragestellung zugeschnitten ist.

Einzelne Methoden, wie etwa das Assessment Center oder die Tagebuchmethode, sind nach wie vor eng mit bestimmten psychologischen Disziplinen verwoben. Beim AC ist es die Organisationspsychologie, beim Tagebuch die Klinische Psychologie. Die Gründe hierfür liegen allein in der Entwicklungsgeschichte der jeweiligen Methode. Nichts spricht dagegen, Assessment Center auch in der klinischen oder Tagebücher in der organisationspsychologischen Praxis einzusetzen.

Egal welche Form der Verhaltensbeobachtung realisiert wird, in jedem Falle handelt es sich um eine anspruchsvolle Methodik, die – anders als etwa so mancher Fragebogen zur Selbstbeschreibung – nicht mal so eben, quasi „nebenbei“ eingesetzt werden kann. Hiermit einhergehen auch entsprechend höhere Kosten. Das Vorgehen ist vergleichsweise aufwändig und erfordert immer eine eingehende Schulung der Beobachter. Dass der größere Aufwand sich lohnen kann, verdeutlichen Befunde der organisationspsychologischen Forschung, die dem Assessment Center eine deutlich höhere prognostische Validität bescheinigen als dem weitaus kostengünstigeren Persönlichkeitsfragebogen (Schuler, 1996).

Verhaltensbeobachtung setzt viel methodisches Können voraus

4 Verhaltensbeschreibung

Neben kognitiven Leistungstests und Verhaltensbeobachtungen stellt die Verhaltensbeschreibung eine weitere Option zur Messung sozialer Kompetenzen dar. Wie bei der Verhaltensbeobachtung werden die sozialen Kompetenzen auch bei der Verhaltensbeschreibung nicht direkt gemessen, sondern aus dem Sozialverhalten einer Person erschlossen (vgl. Abb. 6).

retrospektive Beschreibung des Verhaltens

Als Rohdaten der Diagnose dienen jedoch im Unterschied zur Beobachtungsmethode nicht die unmittelbar erfassbaren Verhaltensweisen eines Menschen, sondern lediglich retrospektive Beschreibungen derselben. Dabei wird das interessierende Verhalten in der Regel nicht von professionell geschulten Beobachtern systematisch protokolliert, sondern von „Beobachtungslaien" im Alltag wahrgenommen und später in der diagnostischen Situation zusammenfassend beschrieben. Hieraus ergibt sich eine ganze Reihe von Einflussvariablen, die letztlich die Diagnose der sozialen Kompetenzen verunreinigen können. So weiß man z. B. nichts darüber, in welchem Ausmaß die ursprünglichen Beobachtungen durch die zahlreichen systematischen Fehler der Personenbeurteilung beeinträchtigt sind. Man denke in diesem Zusammenhang nur einmal an die Gefahren der hypothesengeleiteten Urteilsbildung, an Stereotype oder schlichtweg an das Problem der selektiven Wahrnehmung (zusammenfassend: Kanning, 1999). Hinzu kommt, dass zwischen der unsystematischen Beobachtung und der Befragung der Beobachter mitunter Jahre vergehen können, in denen – positiv formuliert – das Gedächtnis der Beobachter auf eine harte Probe gestellt wird. Dennoch ist die Beschreibungsmethode durchaus sinnvoll. Ihre Vorteile liegen vor allem in der Ökonomie der Datenerhebung. Innerhalb kurzer Zeit können mit geringem Aufwand viele Informationen bei unterschiedlichen Personen eingeholt werden. Zudem beziehen sich die Beschreibungen auf das Sozialverhalten in Alltagssituationen. Interessiert man sich primär für das Selbstbild der Kandidaten, was vor allem im therapeutischen Kontext häufig der Fall ist, so stellt die Selbstbeschreibung des eigenen Verhaltens eine unverzichtbare Datenquelle dar.

Selbst- vs. Fremdbeschreibung

Wir können zwischen zwei verschiedenen Formen der Verhaltensbeschreibung unterscheiden. Eine *Selbstbeschreibung* liegt vor, wenn der Proband der Befragung mit derjenigen Person identisch ist, für deren soziale Kompetenzen man sich interessiert. Die Person wird mithin gebeten sich selbst zu charakterisieren. Eine *Fremdbeschreibung* liegt hingegen vor, wenn der Proband das Verhalten eines anderen Menschen beschreiben soll. Fremdbeschreibungen werden häufig z. B. von Eltern, Lebenspartnern, Vorgesetzten oder Kollegen eingeholt. Erhebt man in Bezug auf ein und dieselbe Person sowohl Selbst- als auch Fremdbeschreibungen, so ergibt sich die Möglichkeit, Selbst- und Fremdbild direkt miteinander zu vergleichen. Untersuchungen zeigen allerdings, dass häufig eine gewisse Diskrepanz zwischen Selbst- und Fremdbild besteht und zwar derart, dass erstere meist schmeichelhafter ausfallen als letztere (Harris & Schaubroeck, 1988; Sundvik & Lindeman, 1998). Im Folgenden werden wir zunächst verschiedene Verfahren der Selbstbeschreibung vorstellen, ehe wir auf die Optionen zur Fremdbeschreibung eingehen.

Nahezu alle Instrumente sind der Gruppe der *Testverfahren* zuzurechen. Es handelt sich um standardisierte Diagnostika, die unter Berücksichtigung der klassischen Gütekriterien konstruiert wurden und als fertiges Instrumentarium käuflich zu erwerben sind. Darüber hinaus wird in der Praxis häufig auch die *Interviewtechnik* zur Beschreibung des Sozialverhaltens eingesetzt. Meist handelt es sich dann um eigens für den spezifischen Anwendungsfall konzipierte Verfahren. Standardisierte Interviews, die einem Testverfahren gleich im Handel erhältlich sind, existieren nur in kleiner Zahl und treten in der folgenden Abhandlung daher quantitativ in den Hintergrund. Dies sagt jedoch nichts darüber aus, wie häufig Interviews im Vergleich zu Testverfahren in der Praxis eingesetzt werden. Wahrscheinlich dürften sie sogar weitaus häufiger als Tests zum Einsatz kommen, denn jedes Anamnesegespräch im klinischen Bereich sowie jedes Einstellungsgespräch im organisationspsychologischen Kontext ist der Gruppe der Interviewverfahren zuzuordnen. Bevor wir die standardisierten Messinstrumente zur Verhaltensbeschreibung vorstellen, wollen wir uns zunächst etwas ausführlicher den Grundprinzipien der Interviewmethoden zuwenden.

Interviews dienen zur Selbst- und Fremdbeschreibung

Die *Interviewmethode* wird sowohl zur *Selbst- als auch zur Fremdbeschreibung* eingesetzt. Bei der Selbstbeschreibung interviewt man diejenige Person, deren soziale Kompetenzen interessieren, bei der Fremdbeschreibung andere Menschen, die über die fragliche Person Auskunft geben (z. B. Eltern oder Vorgesetzte). Die Befragung erfolgt fast immer in Einzelgesprächen, ist aber durchaus auch in Dyaden oder Gruppen denkbar. So wird man beispielsweise im Anamnesegespräch in der Kinder- und Jugendpsychiatrie beide Eltern gemeinsam zu ihrem Kind befragen. Gruppengespräche dienen demgegenüber weniger der Beurteilung einer einzelnen Person als vielmehr der Gruppe als Ganzes. Ein Einsatzgebiet wäre hier z. B. die Analyse des Konfliktverhaltens innerhalb einer Arbeitsgruppe, in der ein schlechtes Arbeitsklima herrscht.

Die Interviewmethode kann weit über die reine Verhaltensbeschreibung hinaus eingesetzt werden. Sie dient ganz unmittelbar der *Verhaltensbe-*

Interviews dienen zur Verhaltensbeobachtung

obachtung, wenn der Interviewer die Art und Weise, in welcher sich der Befragte ihm gegenüber verhält, zur Grundlage einer Diagnose macht. Ist der Befragte in der Lage, Augenkontakt zum Interviewer herzustellen? Wählt er eine situationsangemessene Kleidung und Sprache? Wie reagiert er auf private oder vielleicht sogar provozierende Fragen? Diese und ähnliche Punkte könnten Gegenstand einer Verhaltensbeobachtung innerhalb eines Interviews sein. Dabei wird man ein Interview sicherlich niemals ausschließlich zur Bobachtung des Sozialverhaltens einsetzen. Im Zentrum steht vielmehr die Selbstbeschreibung der Kandidaten, die durch eine Verhaltensbeobachtung lediglich ergänzt wird. Ist man primär an einer Verhaltensbeobachtung und nicht an einer Beschreibung interessiert, so empfiehlt es sich von vornherein auf das Methodeninventar der Verhaltensbeobachtung zurückzugreifen und beispielsweise eine nicht-teilnehmende Variante zu wählen, an der mehrere unabhängige Beobachter beteiligt sind (vgl. Kapitel 3).

Standardisierung von Interviews

Interviews können mehr oder weniger *standardisiert* ablaufen. Bei einem vollständig standardisierten Ablauf stehen sowohl die Reihenfolge der Fragen, die Formulierungen als auch die Kriterien zur Bewertung der erhobenen Aussagen fest. Hierdurch erhält das Interview den Charakter einer sterilen Forschungssituation. In der Klinischen Psychologie und der Organisationspsychologie kommen daher unterschiedliche Abwandlungen teilstandardisierter Interviews zum Einsatz. Ein Beispiel für ein teilstandardisiertes Interview liefert das Multimodale Interview (MMI) von Schuler (1992, 1996). Das MMI dient zur Personaldiagnostik und beschreibt den Ablauf verschiedener Fragetypen bzw. Interviewphasen, die für jede Stellenbesetzung mit den anforderungsbezogenen Inhalten gefüllt werden müssen (vgl. Tab. 7).

Tabelle 7:
Beispiel für ein teilstandardisiertes Interview – „Multimodales Interview"
(nach Schuler, 1992)

Phase	Ablauf und Nutzen
1. Gesprächsbeginn	Aufbau einer freundlichen und offenen Atmosphäre; keine Bewertung des Bewerbers
2. Selbstvorstellung des Bewerbers	Bewerber berichtet frei von seinem Ausbildungsweg, seinen beruflichen Erfahrungen u. Ä.; Bewertung des Bewerbers
3. Berufssinteressen und Berufswahl	Standardisierte Fragen zu motivationalen Hintergründen der Bewerbung; Bewertung des Bewerbers
4. Freier Gesprächsteil	Offene Fragen, die sich aus den Bewerbungsunterlagen oder aus dem bisherigen Gesprächsverlauf ergeben haben; Bewertung des Bewerbers

5. Biographiebezogene Fragen	Standardisierte Fragen zum biographischen Hintergrund; Bewertung des Bewerbers
6. Realistische Tätigkeitsinformation	Der Interviewer informiert den Bewerber über positive und negative Seiten der in Frage kommenden Stelle; keine Bewertung des Bewerbers
7. Situative Fragen	Standardisierte Fragen, in denen konkrete Situationen aus dem Berufsalltag geschildert werden. Der Bewerber soll angeben, wie er sich jeweils verhalten würde; Bewertung des Bewerbers
8. Fragen des Bewerbers und Gesprächsabschluss	Fragen des Bewerbers an den Interviewer, Klärung des weiteren Vorgehens im Auswahlprozess; keine Bewertung des Bewerbers

Insgesamt betrachtet bietet die Interviewmethode vielfältige Möglichkeiten zur Messung sozialer Kompetenzen. In der Regel wird man für jede Fragestellung ein neues Interview konzipieren. Eine Ausnahme bilden die wenigen standardisierten Interviews, die als fertige Instrumente auf dem Markt sind (s. u.).

4.1 Selbstbeschreibung

Selbstbeschreibungen erfassen das Selbstbild der Befragten

Werden Verfahren zur Selbstbeschreibung sozialer Kompetenzen eingesetzt, so beschränkt man sich im Rahmen der Datenerhebung auf die Erfassung des Selbstbildes der befragten Personen. Über den Wahrheitsgehalt der resultierenden Daten weiß man in aller Regel nichts. Die Datenqualität ist genau so gut oder schlecht, wie die Probanden bereit und in der Lage sind, sich selbst zutreffend zu beschreiben. Dabei werden die Probanden in keinem der nachfolgend beschriebenen Fragebögen offen mit den interessierenden Konstrukten konfrontiert. Vielmehr ist es so, dass sie mehr oder minder abstrakte Beschreibungen ihres Verhaltens sowie ihrer Einstellungen abliefern und diese fast immer vor dem Hintergrund der klassischen Testtheorie zu Skalenwerten zusammengefasst werden.

Wir unterscheiden nachfolgend zwei Formen der Selbstbeschreibung. Die erste Form ist die bei weitem geläufigere der beiden: es geht um Individuen, die ausschließlich sich selbst beschreiben. Daneben existieren Instrumente, die über das Analyseniveau des einzelnen Individuums hinausreichen und sich mit den sozialen Kompetenzen von Kollektiven auseinandersetzen. Nach einer getrennten Diskussion der einschlägigen Instrumente beider Gruppen werden wir uns in einem dritten Schritt mit den allgemeinen Vor- und Nachteilen der Verfahren zur Selbstbeschreibung beschäftigen.

4.1.1 Individuenbezogene Selbstbeschreibung

Individuenbezogene Verfahren zur Selbstbeschreibung gehören ohne Zweifel zu den besonders häufig eingesetzten Instrumenten der psychologischen Diagnostik. Es handelt sich dabei um Fragebogeninstrumente, mit deren Hilfe eine Person ihre eigenen Verhaltensorientierungen, Einstellungen, Symptome u. Ä. beschreibt.

es existieren sehr viele Instrumente zur Selbstbeschreibung

In Tabelle 8 geben wir einen Überblick über Selbstbeschreibungsinstrumente, die sich mit der Erfassung sozialer Kompetenzen beschäftigen. Die Auswahl beschränkt sich auf solche Verfahren, die zum einen in einer deutschsprachigen Version vorliegen und sich zum anderen durch die Art ihrer Publikation einer wissenschaftlichen Diskussion stellen[1]. Neben rein englischsprachigen Instrumenten sind also vor allem solche ausgeklammert, die beispielsweise in Unternehmensberatungen, Kliniken oder privat entwickelt und vertrieben werden. Ebenso unberücksichtigt bleiben Verfahren, die ausschließlich Aggression – also extreme Formen sozialer Inkompetenz – erfassen[2]. Die Basis für die Auswahl der in Tabelle 8 angeführten Instrumente bildet im Wesentlichen die neueste Version des Brickenkamp Testhandbuches (Brähler, Holling, Leutner & Petermann, 2002), eine Übersicht über klinische Testverfahren von Brähler, Schumacher und Strauß (2002) sowie des Handbuches personaldiagnostischer Instrumente (Kanning & Holling, 2002).

Kaum ein Verfahren beschäftigt sich ausschließlich mit der Erfassung sozialer Kompetenzen. Im Regelfall werden verschiedene soziale Kompetenzen neben anderen Merkmalen erfasst. Dies gilt in besonderem Maße für Persönlichkeitstests, die alle mindestens eine soziale Kompetenz, darüber hinaus aber auch zahlreiche andere Kompetenzen erheben. Eine Ausnahme bildet z. B. der Interpersonal Competence Questionnaire (ICQ), den Riemann und Allgöwer (1993) aus dem Englischen übersetzt haben.

Instrumente werden in vielen Anwendungsfeldern der Psychologie eingesetzt

Die Verfahren können *sehr unterschiedlichen Bereichen der psychologischen Diagnostik* zugeordnet werden. Wir stoßen ebenso auf allgemeine Persönlichkeits-Struktur-Tests wie auf Einstellungs- und Interessentests. Neben derartigen Instrumenten, die über die Grenzen unterschiedlichster Praxisfelder hinweg Verwendung finden, existieren zahlreiche Diagnostika, die für die spezifischen Bedürfnisse der klinischen Psychologie, der Schulpsychologie oder der Pesonalpsychologie zugeschnitten sind. Dies äußert sich einerseits in der Auswahl spezifischer sozialer Kompetenzen wie etwa „soziale Angst“ (Sozialfragebogen für Schüler, Pettilon, 1984) oder „Team-

1 Andere Instrumente werden von Bastians und Runde (2002) skizziert.

2 Der Leser sei stattdessen auf die Monographie von Petermann und Petermann (2000), die ebenfalls in der Reihe „Kompendien Psychologische Diagnostik“ erschienen ist, verwiesen.

orientierung“ (Multidirektionales Feedback, Fennekels, 1999) und andererseits in der Auswahl spezifischer Normierungsstichproben. So erfolgt z. B. die Normierung im Bochumer Inventar berufsbezogener Persönlichkeitsbeschreibung (Hossiep & Paschen, 1998), das u. a. zur Personalauswahl eingesetzt wird, auf der Basis verschiedener Berufgruppen mit Hochschulabschluss, während klinische Tests häufig einen Vergleich des Probanden mit unterschiedlichen Patientengruppen ermöglichen. Insgesamt dokumentiert die große Anzahl von mehr als vier Dutzend Instrumenten sowie die Breite der anvisierten Anwendungsfelder eindrucksvoll die Bedeutung, die den sozialen Kompetenzen in Forschung und Praxis zukommt. Dabei muss jedoch betont werden, dass der Begriff „soziale Kompetenz“ keineswegs immer auch expressis verbis von den Autoren genannt wird. Gleichwohl können wir vor dem Hintergrund unserer Ausführungen in Kapitel 1 zahlreiche Dimensionen ohne Schwierigkeiten auch im Nachhinein als soziale Kompetenzen klassifizieren.

Tabelle 8:
Standardisierte Messinstrumente zur Selbstbeschreibung sozialer Kompetenzen

Messinstrument	Anzahl aller Skalen	Skalen zur Beschreibung sozialer Kompetenzen
Persönlichkeits-Struktur-Tests		
Deutscher CPI Gough (1982)	18	Dominanz, Geselligkeit, soziales Auftreten, Selbstbeherrschung, Toleranz, Guter Eindruck, Konventionalität, Psychologisches Feingefühl, Femininität
Deutsche Personality Research Form (PFR) Stumpf, Angleitner, Wiek, Jackson, Beloch-Till (1985)	14	Geselligkeit, Aggressivität, Dominanzstreben, Bedürfnis nach Beachtung, Hilfsbereitschaft, Soziales Anerkennungsbedürfnis,
Eysenck Persönlichkeitsinventar (EPI) Eysenck (1983)	2	Extraversion, Neurotizismus
Eysenck Personality Profiler (EPP-D) Eysenck, Wilson & Jackson (1998)	13	aktiv–passiv, kontaktfreudig–kontaktscheu, selbstbewusst–schüchtern, unsicher–sicher, unzuverlässig–zuverlässig,
Fragebogen zur Kompetenz- und Kontrollüberzeugung (FKK) Krampen (1991)	3	Internalität, sozial bedingte Externalität
Frankfurter Selbstkonzeptskalen (FSKN) Deusinger (1987)	10	Standfestigkeit gegenüber Gruppen und bedeutsamen anderen, soziale Kontakt und Umgangsfähigkeit, Irritierbarkeit durch andere, Gefühle und Beziehungen zu anderen

Freiburger Persönlichkeits-inventar (FPI) Fahrenberg, Hampel & Selg (2001)	12	Soziale Orientierung, Gehemmtheit, Erregbarkeit, Aggressivität, Offenheit, Extraversion, Emotionalität
Gießen-Test (GT) Beckman, Brähler & Richter (1991)	6	Soziale Resonanz, Dominanz, soziale Potenz
Hamburger Erziehungs-verhaltensliste für Mütter (HAMEL) Baumgärtel (1979)	3	Unterstützung, Strenge, Zuwendung
Hamburger Neurotizismus- und Extraversionsskala für Kinder und Jugendliche (HANES, KJ) Buggle & Baumgärtel (1975)	3	Extraversion, Neurotizismus
Hamburger Persönlichkeits-fragebogen für Kinder (HAPEF-K) Wagner & Baumgärtel (1978)	6	Aggression, Extraversion
Interpersonal Competence Questionnaire (ICQ) Riemann & Allgöwer (1993)	5	Initiierung von Interaktionen und Beziehungen, Behauptung persönlicher Rechte und Fähigkeit, andere zu kritisieren, Preisgabe persönlicher Informationen, emotionale Unterstützung anderer, effektive Handhabung interpersonaler Konflikte
Mehrdimensionaler Persön-lichkeitstest für Erwachsene (MPT-E) Schmidt (1981a)	7	Soziale Erwünschtheit, Rigidität, Soziale Zurückhaltung
Mehrdimensionaler Persön-lichkeitstest für Jugendliche (MPT-J) Schmidt (1981b)	7	Soziale Erwünschtheit, Soziale Zurückhaltung, Aggressivität
Minnesota Multiphasic Personality Inventory-2 (MMPI-2) Hathaway, McKinley & Engel (2000)	14 bzw. 15	Psychopathie, Soziale Introversion bzw. Antisoziales Verhalten, Reizbarkeit, soziales Unbehagen
NEO-Fünf-Faktoren-Inventar (NEO-FFI) Borkenau & Ostendorf (1993)	5	Neurotizismus, Extraversion, Verträglichkeit
Paardiagnostik mit dem Gießen-Test Brähler & Brähler (1993)	5	Soziale Resonanz, Dominanz

Der 16 Persönlichkeits-Faktoren-Test (16 PF-R) Schneewind & Graf (1998)	16	Wärme, emotionale Stabilität, Dominanz, Lebhaftigkeit, Regelbewusstsein, soziale Kompetenz, Empfindsamkeit, Wachsamkeit, Privatheit, Selbstgenügsamkeit
Persönlichkeitsfragebogen für Kinder 9-14 (PFK 9-14) Seitz & Rausche (1992)	15	Emotionale Erregbarkeit, fehlende Willenskontrolle, extravertierte Aktivität, Zurückhaltung und Scheu im Sozialkontakt, Bedürfnis nach Ich-Durchsetzung, Bedürfnis nach Alleinsein und Selbstgenügsamkeit, Bereitschaft zu sozialem Engagement, Neigung zu Gehorsam und Abhängigkeit gegenüber Erwachsenen
Einstellungs- und Interessentests		
Allgemeiner Interessen-Struktur-Test / Umwelt-Struktur-Test (AIST/UST) Bergmann & Eder (1999)	6	Soziale Interessen
Berufsbilder-Tests (BBT) Achtnich (1992)	8	Weichheit, Soziale Gesinnung
Fragebogen zur Direktiven Einstellung (FDE) Bastine (1977)	2	Direktive Einstellung, Extraversion
Werteinstellungs-Test Roth (1972)	6	Soziale Werteinstellung
Klinische Tests		
Berliner Verfahren zur Neurosendiagnose (BVND) Hänsgen (1991)	22	Soziale Orientierung, Anpassung-/Einfühlungsfähigkeit
Beschwerden-Erfassungsbogen (BEB) Kasielke & Hänsgen (1982)	7	Soziale Gehemmtheit
Biographisches Inventar zur Diagnose von Verhaltensstörungen (BIV) Jäher, Lischer, Münster & Ritz (1976)	8	Soziale Lage, soziale Aktivitäten, Extraversion
Brief Symptom Inventory (BSI) Franke (2000)	9	Unsicherheit im Sozialkontakt, Aggressivität/Feindseligkeit
Diagnostik-System für psychische Störungen im Kindes- und Jugendalter nach ICD-10 und DSM-IV (DISYPS-KJ) Döpfner & Lehmkuhl (1998)	7	Störungen des Sozialverhaltens

Fragebogen für Körperliche, Psychische und soziale Symptome (KÖPS) Manz (1998)	3	Soziale Symptome
Interaktions-Angst-Fragebogen (IAF) Becker (1997)	6	Angst vor: physischer Verletzung, Auftritten, Normüberschreitung, Selbstbehauptung, Abwertung/Unterlegenheit
Inventar zur Erfassung interpersonaler Probleme (IIP-D) Horowitz, Strauß & Kordy (2000)	8	Autokratisch/dominant, streitsüchtig/konkurrierend, abweisend/kalt, introvertiert/sozial vermeidend, selbstunsicher/unterwürfig, ausnutzbar/nachgiebig, fürsorglich/freundlich, expressiv/aufdringlich
Münchener Persönlichkeits-Test (MPT) Zerssen, Pfister & Koeller (1988)	8	Extraversion, Neurotizismus, Frustrationstoleranz, Rigidität, Isolationstendenzen, Normenorientiertheit
Nazißmusinventar (NI) Denek & Hilgenstock (1989)	18	Affekt-/Impulskontrollverlust, soziale Orientierung, soziale Isolierung, Archaischer Rückzug, Gier nach Lob und Bestätigung
Psychosomatischer Einstellungs-Fragebogen (PEF) Hehl & Wirsching (1983)	10	Einstellungen zu Familie, Partnerschaft, Sexualität
Soziale Interaktions-Angst-Skala (SIAS) Stangier, Heidenreich, Berardi, Golbs & Hoyer (1999)	1	Interaktionsängste
Soziale Phobie-Skala (SPS) Stangier, Heidenreich, Berardi, Golbs & Hoyer (1999)	1	Soziale Phobie
Soziale Phobie und Angst Inventar (SPAI) Fydrich (in Vorb.)	1	Soziale Phobie
Stationserfahrungsbogen (SEB) Sammet & Schauenburg (1999)	7	Selbstwirksamkeit, Beziehung zum therapeutischen Team, Beziehung zum Einzeltherapeuten
Stressverarbeitungsfragebogen (SVF120) Janke, Erdmann, Kallus & Boucsein (1997)	19	Bedürfnis nach sozialer Unterstützung, Soziale Abkapselung, Aggression

Stressverarbeitungsfragebogen von Janke und Erdmann angepasst für Kinder und Jugendliche (SVF-KJ) Hampel, Petermann & Dickow (2001)	9	Bedürfnis nach sozialer Unterstützung, Aggression
Unsicherheitsfragebogen (UFB) Behzadi (1983)	3	Fehleinstellung zur eigenen Person und soziale Angst, Soziale Fertigkeiten
Unsicherheits(U)-Fragebogen Ullrich & de Muynck (1998)	6	Kontaktangst, Fordern können, Nicht nein Sagen, Anständigkeit
Tests zum Verhalten in der Schule		
Fragebogen zur Erfassung von Dimensionen der Integration von Schülern (FDI 4-6) Haeberlin, Moser, Bless & Klaghofer (1989)	3	Soziales Integriertsein
Fragebogen Kooperation und Wettbewerb (FKW 4-8) Littig & Saldern (1989)	6	Individualistische, Rivalisierende, Feindliche, Defensive, Kollektivistische, Altruistische Orientierung
Schulangst-Test (SAT) Husslein (1978)	5	Soziale Angst
Sozialfragebogen für Schüler für 4. bis 6. Klassen (SFS 4-6) Pettilon (1984)	6	Soziale Angst, Sozialinteresse, Kontaktbereitschaft, Sozialerfahrungen mit Mitschülern sowie Lehrern
Personaldiagnostische Tests		
Bochumer Inventar zur Berufsbezogenen Persönlichkeitsbeschreibung (BIP) Hossiep & Paschen (1998)	14	Sensitivität, Kontaktfähigkeit, Soziabilität, Teamorientierung, Durchsetzungsstärke (Führungsmotivation, Emotionale Stabilität)
Management Fallstudien (MFA) Fennekels & D´Souza (1999)	11	Kontrolle, Fordern und Fördern, Partizipation, Delegation, Bedürfnisse anderer erkennen und berücksichtigen, Unterstützung anbieten und Konflikte lösen, Bedürfnisse/Interessen anderer berücksichtigen, Informationen offen austauschen, Unterstützung und Hilfe geben, Konflikte lösen
Multidirektionales Feedback (MDF) Fennekels (1999)	5	Teamorientierung, Zusammenarbeit, Integration und Information. Arbeitsorganisation, soziale Kompetenz

pro facts Etzel (2002)	16	Kooperatives Führungsverhalten, Kontaktfähigkeit, Einfühlungsvermögen, soziale Flexibilität, Kundenorientierung
Qualitative Führungsstil-analyse (QFA) Fennekels (1995)	5	Planung und Organisation, Entscheidungsverhalten, soziale Kompetenz, Anerkennung und Mitwirkung, Leistung- und Führungsverhalten
Standardisierte Interviews		
Diagnostisches Interview bei psychischen Störungen (DIPS) Margraf, Schneider & Ehlers (1994)	23	Soziale Phobie
Diagnostisches Interview bei psychischen Störungen bei Kindern und Jugend-lichen (Kinder-DIPS) Unnewehr, Schneider & Margraf (1998)	23	Störung mit Kontaktvermeidung, Störung des Sozialverhaltens
Diagnostisches Kurz-interview bei psychischen Störungen (MINI-DIPS) Margraf (1995)	23	Soziale Phobie
International Personality Disorder Examination (IPDE) Momnour et al. (1996)	6	Zwischenmenschliche Beziehungen
Mannheimer Skala zur Einschätzung sozialer Behinderung (DAS-M) Jung et al. (1989)	2	Verhalten in speziellen Rollen

Vergleich zwischen Selbst- und Fremdbild

Einige wenige Verfahren ermöglichen neben der Selbstbeschreibung einen direkten Vergleich zwischen *Selbstbild und Fremdbild*. Dazu werden nicht nur der Proband selbst, sondern zusätzlich auch Personen aus seinem Umfeld befragt. Letztere haben die Aufgabe, den Probanden hinsichtlich der gleichen Merkmale zu beschreiben wie dieser sich selbst. Das Fremdbild wird dabei durch Eltern (Kinder-DIPS, Unnewehr et al., 1998; DISYPS-KJ, Döpfner & Lehmkuhl, 1998), den Lebenspartner (Paardiagnostik mit dem Gießen-Test; Brähler & Brähler, 1993) bzw. enge Bezugspersonen (MPT, Zerssen et al., 1988), Kollegen (Multidirektionales Feedback, Fennekels, 1999), Mitarbeiter (Qualitative Führungsstilanalyse; Fennekels, 1995), Vorgesetzte (BIP, Hossiep & Paschen, 1998) oder im Interview auch durch den Diagnostiker selbst erstellt (Kinder-DIPS, Unnewehr et al., 1998; DISYPS-KJ, Döpfner & Lehmkuhl, 1998). Eine Erfassung des Fremdbildes über mehrere Personen – wie z. B. im Multidirektionalen Feedback oder der Qualitativen Führungsstilanalyse – dürfte sich dabei positiv auf die Reliabilität des Urteils auswirken.

Mit Ausnahme der standardisierten Interviews sind nahezu alle der in Tabelle 8 angeführten Verfahren ihrem Ursprung nach papiergestützte Instrumente, wobei viele Tests heute jedoch auch als Computerversion erhältlich sind, da sie beispielsweise in das Hogrefe-Testsystem (Hänsgen, 2000) integriert wurden. Dabei macht man sich vor allem den Vorteil einer schnellen und objektiven Auswertung zunutze. Die ganze Bandbreite der Möglichkeiten, die mit dem *Einsatz des Computers* verbunden sein könnten (adaptives Testen, Multimedialisierung etc.; vgl. Kapitel 2), bleibt dabei allerdings fast immer ungenutzt. Gute Beispiele für eine computerunterstützte Auswertung und z.T. auch Durchführung stellen vier personaldiagnostische Instrumente dar: die Qualitative Führungsstilanalyse (QFA; Fennekels, 1995), das Multidirektionale Feedback (MDF; Fennekels, 1999), die Managementfallstudien (MFA; Fennekels & D´Souza, 1999) sowie pro facts (Etzel, 2002).

computer-gestützte Selbst-beschreibung

In der QFA (Fennekels, 1995) wird das Führungsverhalten von Vorgesetzten sowohl aus der Perspektive der Führungskraft als auch aus der Perspektive der Mitarbeiter betrachtet (vgl. Abb. 17). Alle Beteiligten füllen zunächst einen papiergestützten Fragebogen aus, in dem es um das Führungsverhalten des Vorgesetzten geht. Anschließend werden die Fragebögen durch den Diagnostiker in den Computer eingegeben und so ausgewertet, dass ein direkter Vergleich zwischen Selbst- und Fremdbild möglich ist. Darüber hinaus besteht die Möglichkeit einer sog. „Klimaanalyse". Werden innerhalb einer Organisation mehrere Teams befragt, so können die Ergebnisse der verschiedenen Gruppen untereinander verglichen werden. Beide Formen der Analyse dienen der Personal- und Organisationsentwicklung.

Selbstbeschreibung des Vorgesetzten	nie			trifft zu			immer
Bei Entscheidungen, die meine Mitarbeiter betreffen, frage ich nach ihrer Meinung.	1	2	3	4	5	6	7
	nie			trifft zu			immer
Erfolge teile ich mit meinen Mitarbeitern.	1	2	3	4	5	6	7
Fremdbeschreibung durch die Mitarbeiter	nie			trifft zu			immer
Mein Vorgesetzter trifft Entscheidungen, die eigentlich meinen Aufgabenbereich betreffen.	1	2	3	4	5	6	7
	nie			trifft zu			immer
Mein Vorgesetzter teilt seine Erfolge mit den Mitarbeitern.	1	2	3	4	5	6	7

Abbildung 17:
Itembeispiele zur Qualitativen Führungsstilanalyse (Fennekels, 1995)

Ganz ähnlich verhält es sich beim Multidirektionalen Feedback (Fennekels, 1999). Auch hier wird ein Vergleich zwischen Selbstbild und Fremdbild vorgenommen. Diesmal geht es jedoch nicht um das Verhalten des Vorgesetzten, sondern um das Verhalten der Mitglieder eines Arbeitsteams. Jedes Teammitglied muss daher einen Fragebogen zur Selbstbeschreibung und jeweils einen Fragebogen zur Beschreibung eines jeden Kollegen ausfüllen (vgl. Abb. 18). Die Dimensionen sind jeweils identisch, so dass nach der Eingabe der Daten in den Computer für jeden Mitarbeiter ein direkter Vergleich zwischen Selbstbild und Fremdbild möglich wird (Individualanalyse). Zusätzlich kann man durch die integrierte Betrachtung der Individualanalysen das gesamte Team beschreiben („Teamanalyse“).

	nie			trifft zu			immer
Selbstbeschreibung des Mitarbeiters							
Wenn mir etwas zu lange dauert zeige ich, dass es schneller und besser zu erledigen ist.	1	2	3	4	5	6	7
Terminabsprachen halte ich ein.	1	2	3	4	5	6	7
Fremdbeschreibung durch Kollegen							
Der Kollege/Die Kollegin zeigt gern, dass er/sie alles besser und schneller erledigen kann.	1	2	3	4	5	6	7
Terminabsprachen werden von ihm/ihr eingehalten.	1	2	3	4	5	6	7

Abbildung 18:
Itembeispiele zum Multidirektionalen Feedback (Fennekels, 1999)

Bei den Managementfallstudien (Fennekels & D´Souza, 1999) steht erneut das Vorgesetztenverhalten im Vordergrund der Betrachtung. Im Gegensatz zum QFA wird jedoch kein Fremdbild erhoben. Während die Durchführung sowohl papier- als auch computergestützt ablaufen kann, ist die Auswertung nur durch den Computer möglich. Letzteres ist angesichts der Komplexität einzelner Aufgaben auch kaum anders zu bewältigen. Dies gilt z. B. für das Modul zur Messung des Konfliktverhaltens. Zunächst wird der Proband mit einer sozialen Konfliktsituation konfrontiert. Nach der Beschreibung der Ausgangssituation werden Verhaltensbeispiele gegeben, unter denen der Proband eines auswählen muss. In Abhängigkeit von seiner Antwort wird er – vergleichbar zum adaptiven Testen – zu einem Item geschleust, das die nun veränderte Konfliktsituation beschreibt und ihn erneut um eine Verhaltensauswahl bittet. Daraufhin erfolgt eine spezifische Weiterleitung zum nächsten Item und so fort, bis zum Ende des Moduls. Jeder Proband erhält mithin in Abhängigkeit von seinen eigenen Antworten eine der veränderten Situation angepasste Aufgabe.

Eine Ausnahme im Kontext der computergestützten Instrumente stellt das Verfahren „pro facts" (Etzel, 2002) dar. Nicht nur die Auswertung, sondern auch die Durchführung läuft ausschließlich über den Computer, wobei nicht nur Texte, sondern zusätzlich auch Bilder und Töne dargeboten werden. Die Möglichkeiten des Computers werden somit weitaus umfassender genutzt als bei allen anderen Instrumenten. Das Verfahren ist zudem modular aufgebaut. Jeder Anwender stellt sich seine eigene „Testbatterie" zusammen, die nur diejenigen Dimensionen misst, die für ihn auch von besonderem Interesse sind. Der Proband wird somit nicht unnötig beansprucht. Die Vielfalt von pro facts geht allerdings mit starken Defiziten im Bereich der Reliabilität vieler Skalen einher.

projektive Verfahren

Zwei der in Tabelle 8 angeführten Instrumente folgen den Prinzipien *projektiver Verfahren*. Die Probanden werden mit wenig strukturiertem Material (Bildern) konfrontiert. Durch die Bearbeitung des Materials (Sortieren der Bilder und freie Assoziationen) sollten die Probanden der Theorie zufolge vor allem unbewusste Aspekte ihrer Persönlichkeit offenbaren.

Der Schulangst-Test (SAT; Husslein, 1978) folgt dem klassischen Vorbild des TAT (Thematischer Apperzeptions-Test; Murray, 1991). Den Kindern werden nacheinander zehn Bilder vorgelegt. Im Gegensatz zum TAT sind die Bilder im SAT bestimmte Themenfelder, wie z. B. „zu spät kommende Schüler" oder „Zeugnisverteilung", zugeordnet. Der Proband soll zu jedem Bild eine Geschichte erzählen, die per Tonband aufgezeichnet wird. Im Zuge der Auswertung werden die Geschichten der Kinder so gedeutet, dass man Aufschluss über verschiedene Formen und Aspekte der Schulangst (soziale Angst, Zukunftsangst, körperliche Angstsymptome etc.) erhält. Wie bei allen projektiven Verfahren liegt das größte Problem auch beim SAT in der mangelnden Auswertungsobjektivität. Die Auswertungsregeln lassen dem Diagnostiker sehr großen Interpretationsspielraum. Gleichzeitig gibt es weder für die Sinnhaftigkeit der Auswertungsprinzipien noch für die Validität des Verfahrens überzeugende Belege.

Ähnliche Probleme ergeben sich beim Berufsbilder-Test (BBT; Achtnich, 1992). Auch hier legt man den Jugendlichen Bilder in Form von Fotografien vor, diesmal jedoch mehrere auf einmal. Die Fotos zeigen berufstätige Personen am Arbeitsplatz, wobei für Jungen und Mädchen unterschiedliche Fotosätze existieren. Die Fotos müssen anschließend in mehreren Schritten bearbeitet werden: Gruppierung der Bilder nach verschiedenen Kriterien wie z. B. der subjektiv erlebten Zusammengehörigkeit, Ordnung der Bildergruppen nach Wichtigkeit und Darlegung der subjektiven Gliederungskriterien. Den Abschluss bilden wie im SAT Assoziationen zu den einzelnen Fotos, denen der Testautor einen besonders großen diagnostischen Nutzen Bedeutung zuschreibt. Die Erhebung der Assoziationen nimmt denn auch ein Vielfaches der Zeit in Anspruch, die für die übrigen Aufgaben benötigt wird. Gerade die Interpretation der freien Assoziationen lässt dem Diagnostiker jedoch einen solch großen Entscheidungsspielraum, dass hierunter zwangsläufig die Objektivität des gesamten Verfahrens leiden muss.

Veränderungsmessungen

Während nahezu alle Fragebögen primär der Statusdiagnostik dienen, thematisiert der Stationserfahrungsbogen (SEB, Sammet & Schauenburg, 1999) explizit auch die *Veränderbarkeit* des Status quo. Der SEB soll während einer stationären Psychotherapie wöchentlich von den Patienten ausgefüllt werden. Er erfasst sozial relevante Veränderungen im Erleben des Patienten und bezieht sich dabei auf die Interaktionen mit dem Klinikpersonal sowie den Mitpatienten (vgl. auch Tab. 10).

Im Prinzip lassen sich die meisten der in Tabelle 8 angeführten Instrumente zur Veränderungsmessung einsetzen. Sind die Items jedoch sehr abstrakt formuliert, so wird man auch nur breit angelegte, massive Veränderungen erfassen können. Solche Verfahren sind mithin wenig sensitiv für die Messung bereichsspezifischer Veränderungen. Denken wir nur einmal an eine Personalentwicklungsmaßnahme, die naturgemäß sehr viel eher Veränderungen des Sozialverhaltens im Umgang mit Kunden oder Kollegen erzielt, als dass sie auch bis in private Interaktionen hinein wirkt. Setzt man nun einen allgemeinen Persönlichkeitsfragebogen zur Messung des Trainingserfolgs ein, so wird man kaum Effekte feststellen, da die Fragen sich auf das gesamte Interaktionsspektrums des Probanden beziehen. Die Messung von Veränderungen mit abstrakten Items stellt somit eine sehr konservative Methode dar.

die meisten Verfahren arbeiten mit Ratingskalen

Der überwiegende Teil der Verfahren aus Tabelle 8 arbeiten mit Ratingskalen. Die Probanden müssen bei jedem Item durch Ankreuzen auf einer mehrstufigen Skala angeben, inwieweit die Aussage des Items auf die eigene Person zutrifft. Einige wenige Verfahren, wie etwa das Freiburger Persönlichkeitsinventar (FPI; Fahrenberg, Hampel & Selg, 2001), beschränken sich auf zweistufige Antwortvorgaben. Der Beschwerden-Erfassungsbogen (Kasielke & Hänsgen, 1982) fragt zusätzlich nach der Stärke der Belastung durch die zuvor vom Probanden ausgewählten Beschwerden. Im Interviewverfahren Kinder-DIPS (Unnewehr et al., 1998) protokolliert der Interviewer die Aussagen der Probanden und nimmt eine Beschreibung der interessierenden Symptomatik im Hinblick auf Auftretenswahrscheinlichkeit, Intensität und Beeinträchtigung vor. Dabei bedient er sich verschiedener Ratingskalen. Der „Fragebogen Kooperation und Wettbewerb" (FKW 4–8; Littig & Saldern, 1989) arbeitet mit situativen Items. Zunächst wird eine Situation geschildert. Anschließend muss der Schüler zu jeder von sechs vorgegebenen Reaktionsmöglichkeiten angeben, inwieweit sie auf ihn zutrifft. Auch hierbei kommen zweistufige Antwortskalen („stimmt" vs. „stimmt nicht") zum Einsatz.

Alles in allem ist die Auswertung der allermeisten Selbstbeschreibungsverfahren zur Messung sozialer Kompetenzen ohne großen Aufwand möglich. Selbst dann, wenn die Auswertung noch über Schablonen läuft, ist – im Gegensatz zu den projektiven Tests – eine hohe Auswertungsobjektivität gegeben. Ähnlich positiv ist bei den nicht-projektiven Verfahren auch die Durchführungsobjektivität zu beurteilen. In fast allen Verfahren besteht die Aufgabe des Diagnostikers bei der Durchführung ausschließlich in der Verteilung der Fragebögen. Darüber hinaus müssen bestenfalls noch auftretende Fragen der Probanden beantwortet werden. Etwas bedeutender ist die Rolle des Diagnostikers allerdings bei Schultests wie etwa dem FDI 4–4. Hier wird die Instruktion durch den Testleiter vorgelesen und die Vorgehensweise anhand eines Beispiels erläutert.

Zur Validität der einzelnen Verfahren lässt sich zusammenfassend nur wenig sagen. Selbstverständlich unterscheiden sich die verschiedenen Autoren deutlich in ihren Bemühungen, die Validität zu belegen. Im Hinblick auf personaldiagnostische Verfahren können wir allerdings feststellen, dass in keinem Falle die für die Personalauswahl so interessante prognostische Validität untersucht wurde. Für Details zur Validierung der unterschiedlichen Instrumente sei auf die Testmanuale sowie auf die Handbücher psychologischer Tests von Brähler et al. (2002) sowie Kanning und Holling (2002) verwiesen.

Interpersonal Competence Questionnaire

Zum Abschluss unserer Darstellung standardisierter Verfahren zur Selbstbeschreibung sozialer Kompetenzen wollen wir einen Fragebogen noch etwas ausführlicher vorstellen. Die Rede ist vom Interpersonal Competence Questionnaire (ICQ), der von Buhrmester et al. (1988) entwickelt und von Riemann und Allgöwer (1993) ins Deutsche übertragen wurde. Der Fragebogen stellt insofern eine Ausnahme dar, als dass er ausschließlich soziale Kompetenzen misst. Der ICQ misst fünf Dimensionen sozialer Kompetenz (vgl. Tab. 9), die alle für die erfolgreiche Gestaltung sozialer Beziehungen von Bedeutung sind. Zu jeder Dimension existieren acht Statements, die von den Probanden auf einer fünfstufigen Antwortskala zu bearbeiten sind. Im amerikanischen Original wurden ursprünglich zwei Versionen unterschieden, die sich auf gleich- bzw. gegengeschlechtliche Interaktionspartner bezogen. Riemann und Allgöwer (1993) verzichten auf diese Differenzierung, da sich im Großen und Ganzen keine inhaltlich bedeutsamen Unterschiede in den Ergebnissen beider Versionen feststellen ließen. Die Faktorenstruktur des ICQ ist außerordentlich stabil, wie nicht nur die genannten Studien, sondern auch mehrere bislang unveröffentlichte Untersuchungen belegen. In unterschiedlichsten Stichproben (Polizeibeamte, Psychologiestudenten, Oberstufenschüler, Studenten) wurde die Faktorenstruktur sowohl über explorative als auch über konfirmatorische Faktorenanalysen erfolgreich repliziert (Kanning & Holling, in Vorbereitung). Die Reliabilität bewegt sich in einem zufrieden stellenden Bereich (Cronbachs alpha zwischen .77 und .89; Retest-Reliabilität über vier Wochen zwischen .69 und .89; Buhrmester et al. 1988; Riemann & Allgöwer, 1993). Auch die Untersuchungen zur Validierung zeichnen insgesamt ein schlüssiges Bild. So lassen sich z. B. hypothesenkonforme Zusammenhänge zwischen den Dimensionen des ICQ und den big-five (NEO-FFI, Borkenau & Ostendorf, 1993), biographischen Daten und anderen Instrumenten zur Selbstbeschreibung finden (Buhrmester et al., 1988; Kanning & Holling, in Vorbereitung; Riemann & Allgöwer, 1993). Negativ anzumerken ist die im Deutschen eher umständliche Formulierung der Items. Probanden mit geringer Lesekompetenz dürften hier nicht selten Verständnisschwierigkeiten haben.

Tabelle 9:
Beispielitems aus dem Interpersonal Competence Questionnaire

Dimension	Beispielitems
Initiierung von Interaktionen und Beziehungen	„Einem neuen Kollegen vorschlagen, dass wir gemeinsam etwas unternehmen“
Behauptung persönlicher Rechte und Fähigkeit, andere zu kritisieren	„Nein sagen, wenn ein Freund mich um etwas bittet, das ich nicht tun möchte“
Preisgabe persönlicher Informationen	„Etwas sehr Persönliches von mir in einer Unterhaltung mit einer neuen Bekanntschaft preisgeben“
Emotionale Unterstützung anderer	„Fähig sein, geduldig und einfühlsam einem Freund zuzuhören, wenn dieser Dampf ablässt über Probleme, die er mit anderen hat“
Effektive Handhabung interpersonaler Konflikte	„In der Lage sein, zuzugeben, dass ich mich vielleicht im Irrtum befinde, wenn eine Auseinandersetzung mit einem engen Freund in einen ernsthaften Streit ausartet“
fünfstufige Antwortskala von 1 „gelingt mit gar nicht“ bis 5 „gelingt mit gut“	

Alles in allem stehen den Anwendern heute zahlreiche Selbstbeschreibungsinstrumente zur Verfügung, mit denen soziale Kompetenzen zu erfassen sind. Einige wenige ermöglichen sogar den Vergleich zwischen

Selbstbild- und Fremdbild. Da es weder eine allgemein akzeptierte Taxonomie sozialer Kompetenzen noch eine integrierende Theorie gibt, überrascht es nicht weiter, wenn wir auch in den Messinstrumenten immer wieder auf unterschiedliche Dimensionen allgemeiner oder spezifischer sozialer Kompetenz stoßen. Die meisten Verfahren messen eben auch nur *unter anderem* die sozialen Kompetenzen und nehmen dabei (zwangsläufig) eine atheoretische Definition und Auswahl interessant erscheinender Dimensionen vor. Selbst die Verfahren, die sich ausschließlich mit der Erfassung sozialer Kompetenzen beschäftigen, können kein in sich abgeschlossenes Konzept vorlegen. Es lassen sich immer auch noch weitere Dimensionen denken, die man ebenso gut in ein solches Instrument integrieren könnte. Wer also ein Verfahren sucht, das *die* soziale Kompetenz seiner Probanden misst, muss enttäuscht werden. Es liegt daher zunächst in der Verantwortung des Diagnostikers zu entscheiden, welche Dimensionen sozialer Kompetenz im konkreten Anwendungsfalle überhaupt relevant sind, ehe man in einem zweiten Schritt nach standardisierten Verfahren Ausschau hält, die eine Messung dieser Dimensionen ermöglichen. Hier verhält es sich im Grunde genommen auch nicht anders als bei jeder Persönlichkeitsmessung.

4.1.2 Gruppenbezogene Selbstbeschreibung

gruppenbezogene Verfahren thematisieren das Miteinander in Gruppen

Gruppenbezogene Verfahren zur Selbstbeschreibung sozialer Kompetenzen zielen nicht in erster Linie auf die Beschreibung der Merkmale einzelner Individuen ab, sondern thematisieren das soziale Miteinander in Kollektiven wie z. B. Schulklassen oder Arbeitsgruppen. Insofern werden hier soziale Kompetenzen meist nur sehr indirekt gemessen. Sie bilden die Basis für das Miteinander in der Gruppe und lassen sich eher indirekt erschließen. Im Zentrum der Betrachtung stehen nicht einzelne Interaktionen mit identifizierbaren Personen, sondern die zeitlich überdauernden Beziehungen und Interaktionsmuster der Gruppenmitglieder. Darüber hinaus ermöglichen manche Verfahren allerdings zusätzlich auch Aussagen über einzelne Gruppenmitglieder.

Wir ordnen die nachfolgend dargestellten gruppenbezogenen Verfahren den Selbstbeschreibungsinstrumenten zu, weil *die Gruppe sich selbst beschreibt* und nicht von außen – etwa durch einen unabhängigen Beobachter – charakterisiert wird. Der eigentliche Beschreibungsprozess durch die Gruppenmitglieder trägt dabei oft allerdings sowohl Merkmale der Selbst- als auch der Fremdbeschreibung. Betrachten wir den einzelnen Probanden, so muss dieser bei vielen Instrumenten nicht nur etwas über sich selbst, sondern auch etwas über andere Gruppenmitglieder berichten. Erst die Integration dieser Daten im Zuge der Testauswertung hebt die Analyse vom Individuum auf das Abstraktionsniveau der Gruppe.

manche Verfahren verzichten auf die Beschreibung individuellen Verhaltens

Fünf Verfahren verzichten völlig auf die Beschreibung einzelner Individuen und bewegen sich von vornherein ausschließlich auf dem Analyseniveau der Gruppe. Dies gilt für die beiden personaldiagnostischen Instrumente „Fragebogen zur Arbeit im Team“ (Kauffeld, im Druck) und das „Teamklima-Inventar“ (Brodbeck, Anderson & West, 2000), für den klinischen Fragebogen zum Klima innerhalb therapeutischer Gruppen (GCQ-S, Tschutschke et al., 1991) sowie zwei Fragebögen, die sich auf das Klima in Schulklassen beziehen (Eder, 1998; Eder & Mayr, 2000). Die zuletzt genannten Verfahren dienen dabei nicht nur der Beschreibung des Sozialverhaltens der Schüler, sondern auch – und sogar im Wesentlichen – der durch die Lehrer determinierten Atmosphäre in der Schulklasse bzw. in der Schule als Ganzes.

Der Stationserfahrungsbogen (SEB, Sammet & Schauenburg, 1999) liefert eine breite Mischung unterschiedlichster Perspektiven. Er beschäftigt sich mit der Frage, wie stationär behandelte Patienten den Alltags auf der Station erleben. Erfragt werden sowohl Selbstbeschreibungen des einzelnen Patienten, Charakterisierungen der Patientengruppe im Sinne einer Selbstbeschreibung sowie Interaktionen zwischen Individuen und Gruppen, die sowohl Aspekte des Selbst als auch der Fremdbeschreibung beinhalten.

Die gruppenbezogenen Verfahren sind nicht mit Gruppentests im klassischen Sinne zu verwechseln, denn bei den gruppenbezogenen Verfahren werden nicht alle Gruppenmitglieder zwangsläufig zur gleichen Zeit in einem Raum befragt. Im Gegensatz zur „Gruppentestung“ gehören die Probanden aber der gleichen Gruppe an, wobei gerade die Gruppe als solche im Fokus der Aufmerksamkeit steht. Im klassischen Gruppentest werden demgegenüber nur deshalb mehrere Personen gleichzeitig befragt, weil dies im Vergleich zur Einzeluntersuchung mit weniger Aufwand verbunden ist. Die Personen müssen einander nicht einmal kennen.

Alle der in Tabelle 10 aufgelisteten Verfahren haben den Charakter multidimensional-quantitativer Instrumente. Es werden mehrere Dimensionen sozialer Kompetenzen unterschieden, wobei zu jeder einzelnen Dimension mehrere Items vorliegen. Der Dimensionswert des Probanden ergibt sich aus der Summe oder dem Mittelwert der Rohwerte zusammengehöriger Items.

Schauen wir uns im Folgenden die verschiedenen Instrumente näher an. Mehrere Verfahren beziehen sich auf den personaldiagnostischen Kontext. Der Computer wird lediglich beim Multidirektionalen Feedback (Fennekels, 1999) sowie der Qualitativen Führungsstilanalyse (Fennekels, 1995) eingesetzt. In beiden Fällen unterstützt der Rechner die Auswertungsprozedur und trägt auf diesem Wege zu einer hohen Auswertungsobjektivität bei. Die übrigen Instrumente streuen über einen weiten Anwendungsbereich. Hierzu zählt die Beschreibung des Miteinanders in Schulklassen (LFSK 8–13, Eder, 1998; LFSK 4–8, Eder & Mayr, 2000; SET, Joerger, 1981), Familien (FB, Cierpka & Frevert, 1994) und Krankenhausstationen (SEB, Sammet & Schauenburg, 1999).

Verfahren unterscheiden sich im Abstraktionsniveau der Analyse

Die Verfahren unterscheiden sich sehr deutlich im Hinblick auf das *Abstraktionsniveau* der Analyse. Je nach Instrument ist es für die Probanden mehr oder weniger offensichtlich, dass die eigene Gruppe, einschließlich der eigenen Person, im Zentrum der diagnostischen Fragestellung steht. Während die personaldiagnostischen Instrumente in ihren Items ganz explizit das Verhalten der Mitglieder der eigenen Gruppe thematisieren, nimmt der Gruppentest zur sozialen Einstellung (SET, Joerger, 1981) eine sehr indirekte Diagnose der Gruppenmerkmale vor. Die Schüler werden nicht nach den Eigenschaften ihrer eigenen Gruppe befragt, sondern bearbeiten Items, in denen sie mit sozialen Situationen anderer Kindergruppen konfrontiert werden. Nacheinander muss jeder Schüler 16 Fotografien anschauen und durch Ankreuzen vorgegebener Verhaltensalternativen einschätzen, wie sich die abgebildeten Kinder auf dem Foto in der vorgegebenen Situation wohl verhalten würden. Das Antwortverhalten der Probanden spiegelt nach Annahme des Testautors die Erfahrungen mit den eigenen Mitschülern wider. Wer in der Schulklasse also beispielsweise vornehmlich aggressive Interaktionen erlebt, sollte auch im Fragebogen ankreuzen, dass die Kinder ihre Konflikte durch Aggression lösen. Das Vorgehen des SET ist insofern nicht ganz unproblematisch, als dass nie ganz eindeutig ist, inwieweit nicht auch andere Sozialisationserfahrungen, die mit der anvisierten Gruppe gar nichts zu tun haben (z. B. Interaktionen im Elternhaus), das Antwortverhalten prägen.

personaldiagnostische Verfahren

Die personaldiagnostischen Fragebögen nehmen direkt Bezug auf die Arbeitsgruppe bzw. auf Teile der Arbeitsgruppe. Die Erfassung der Gruppenmerkmale erfolgt mithin weitaus weniger abstrakt im Vergleich zum SET. Dennoch sind auch hier große Unterschiede festzustellen. Während das Teamklima-Inventar (TKI) sowie der Fragebogen zur Arbeit im Team (FAT) unmittelbar nach den Merkmalen der Zusammenarbeit in der Gruppe fragen, stehen in der Qualitativen Führungsstilanalyse (QFA) und dem Multidirektionalen Feedback (MDF) zunächst einzelne Gruppenmitglieder im Vordergrund der Analyse. Erst im Zuge der Auswertung wird dann im QFA und MDF von den Einzelpersonen auf die gesamte Gruppe geschlossen.

In der Qualitativen Führungsstilanalyse (Fennekels, 1995) wird nach dem Verhalten des Vorgesetzten gefragt. Über die Selbstbeschreibung der Führungskraft und eine Fremdbeschreibung seiner Person durch die Mitarbeiter soll nicht nur eine Aussage über die Kompetenzen des Vorgesetzten, sondern auch über das Miteinander innerhalb der Gruppe möglich sein. So könnten große Diskrepanzen zwischen Selbst- und Fremdbild vor allem dann als Hinweis auf schwierige Interaktionen gedeutet werden, wenn die Mitarbeiter deutlich negativere Charakterisierungen vornehmen als der Vorgesetzte selbst. Im Rahmen der sog. „Klimaanalyse" können verschiedene Arbeitseinheiten untereinander verglichen werden, um so die Stärken und Schwächen einzelner Abteilungen besser beurteilen zu können. Im Gegensatz zum SET bezieht sich die Datenerhebung also direkt auf die eigene Gruppe. Man beschränkt sich dabei allerdings auf Interaktionen mit dem Gruppenführer als dem einflussreichsten Gruppenmitglied. Interaktionen zwischen den Mitarbeitern bleiben unberücksichtigt. Insofern bildet die QFA nur eine, wenn auch interessante Facette des Gruppengeschehens ab.

Im Gegensatz hierzu beschäftigt sich das Multidirektionale Feedback (MDF, Fennekels, 1999) mit den Interaktionen zwischen den einfachen Gruppenmitgliedern. Auch hier wird jedoch nicht die Gruppe als Ganzes beurteilt. Stattdessen beschreibt jedes Gruppenmitglied zunächst seine eigene Person und anschließend alle übrigen Gruppenmitglieder. Erst durch die Integration aller Selbst- und Fremdbeschreibungen entsteht ein Gesamtbild der Gruppe. So ließe sich z. B. feststellen, ob es große Unstimmigkeiten in der Beurteilung der Leistungen einzelner Gruppenmitglieder gibt oder ob alle Personen einander eine hohe Teamorientierung attestieren.

Einen sehr viel direkteren Zugang zur Gruppendiagnose erlaubt das Teamklima-Inventar (TKI; Brodbeck, Anderson & West, 2000). Jeder Proband wird im Rahmen der Befragung gebeten, die Gruppe als Ganzes zu beschreiben (siehe Abb. 19). Das Ziel der Diagnose ist dabei zwangsläufig für die Beteiligten sehr viel transparenter als bei allen zuvor skizzierten Instrumenten. Ähnlich geht auch der Fragebogen zur Arbeit im Team (FAT; Kauffeld, im Druck) vor.

	trifft gar nicht zu		trifft mittelmäßig zu		trifft völlig zu
In der Regel geben wir Informationen an alle Mitglieder des Teams weiter, anstatt sie für uns zu behalten.	1	2	3	4	5
Dem Team gelingt es immer, seine Fähigkeiten auch in Leistung umzusetzen.	1	2	3	4	5
Das Team ist Veränderungen gegenüber aufgeschlossen und empfänglich.	1	2	3	4	5

Abbildung 19:
Beispielitems aus dem Teamklima-Inventar (Brodbeck et al., 2000)

Welches Vorgehen nun das richtige ist, lässt sich allgemeinverbindlich kaum sagen. Wie immer im diagnostischen Prozess, so gilt es auch hier im Vorhinein zu klären, was man eigentlich messen möchte. TKI und FAT repräsentieren ohne Zweifel den gradlinigsten Weg zur Beschreibung von Gruppenmerkmalen. Eine Kombination mit Verfahren, die eine eher verdeckte – und damit gleichzeitig auch inhaltlich andere – Perspektive einnehmen, verspricht in vielen Anwendungsfeldern sicherlich einen nützlichen Erkenntnisgewinn.

Tabelle 10:
Instrumente zur Beschreibung sozial kompetenten Verhaltens von Gruppen

Messinstrument	Anzahl aller Skalen	Skalen zur Beschreibung sozialer Kompetenzen
Familienbögen – ein Inventar zur Einschätzung von Familienfunktionen (FB) Cierpka & Frevert (1994)	7	Kommunikation, Emotionalität, affektive Beziehungsausnahme
Fragebogen zur Arbeit im Team (FAT) Kauffeld (im Druck)	4	Verantwortungsübernahme, Zusammenhalt
Gruppenklima-Fragebogen (GCQ-S) Tschuschke, Hess & MacKenzie (1991)	3	Engagement, Konflikt, Vermeidung
Gruppentest für die soziale Einstellung (SET) Joerger (1981)	10	Soziale Erwünschtheit, Soziale Reife, Soziabilität, acht Formen der sozialen Anpassung
Linzer Fragebogen zum Schul- und Klassenklima für die 4.-8. Klassenstufe (LFSK 4-8) Eder & Mayr (2000)	14	Gemeinschaft, Rivalität
Linzer Fragebogen zum Schul- und Klassenklima für die 8.-13. Klasse (LFSK 8-13) Eder (1998)	14	Gemeinschaft, Rivalität
Multidirektionales Feedback (MDF) Fennekels (1999)	5	Teamorientierung, Zusammenarbeit, Integration und Information. Arbeitsorganisation, soziale Kompetenz
Qualitative Führungsstilanalyse (QFA) Fennekels (1995)	5	Planung und Organisation, Entscheidungsverhalten, soziale Kompetenz, Anerkennung und Mitwirkung, Leistungs- und Führungsverhalten

Stationserfahrungsbogen (SEB) Sammet & Schauenburg (1999)	7	Beziehung zum therapeutischen Team, Gruppenklima, Zuwendung durch Mitpatienten/Kohäsion
Teamklima-Inventar (TKI) Brodbeck, Anderson & West (2000)	13	Informationsverteilung, Sicherheit, Einfluss, Kontaktpflege

Gruppenbezogene Verfahren zur Selbstbeschreibung sind von sehr vielfältiger Gestalt. Sie unterscheiden sich hinsichtlich des Ausgangspunktes der Beschreibung (Vorgesetzter, Kollege, Gruppe insgesamt) sowie den Möglichkeiten einer Individualdiagnose. Die meisten standardisierten Instrumente können im weiteren Sinne innerhalb der Organisationspsychologie verortet werden. Ihr vornehmliches Ziel ist immer die Beschreibung eines sozialen Gefüges aus der Innensicht heraus. Dabei existieren im Vergleich zu individuenbezogenen Verfahren weitaus weniger Instrumente.

4.2 Fremdbeschreibung

Fremdbeschreibungen des Sozialverhaltens einer Person werden von unterschiedlichsten Rezipienten eingeholt. Hierzu gehören Eltern, Lehrer, Lebenspartner, Kollegen, Mitarbeiter oder Vorgesetzte. Vergleichbar zur Selbstbeschreibung hängt auch die Qualität der Fremdbeschreibung von der Fähigkeit und Bereitschaft des Beschreibenden ab, eine möglichst objektive Schilderung abzugeben. Dabei gilt es, sich möglichst weitgehend gegen die zahlreichen systematischen Fehler und Verzerrungen, die mit der Personenbeurteilung einhergehen, zu wappnen (vgl. Kanning, 1999). In den meisten Fällen wird die Fremdbeschreibung weder von geschultem Personal vorgenommen noch kann die Verhaltensbeobachtung – die der Beschreibung zwangsläufig vorausgegangen sein muss – als systematisch bezeichnet werden. Hinzu kommt, dass die beschreibenden Personen nahezu immer nur über einen selektierten Ausschnitt des Sozialverhaltens Kenntnis besitzen. Während bei der Selbstbeschreibung der Proband zumindest prinzipiell über alle relevanten Informationen verfügen könnte – schließlich ist er selbst immer anwesend, wenn er in soziale Interaktionen verstrickt ist – gilt dies für Fremdbeschreibungen nicht. So kann beispielsweise der Lehrer oft nur das Sozialverhalten innerhalb der eigenen Unterrichtsstunden beschreiben, weiß aber bestenfalls vom Hörensagen, wie sich der gleiche Schüler im Unterricht seiner Kollegen oder auf dem Pausenhof verhält. Ebenso entgehen einem Vorgesetzten sicherlich viele wichtige Informationen über einen Mitarbeiter, da er natürlich nicht bei allen relevanten Situationen anwesend sein kann. Die Selbstbeschreibung

Fremdbeschreibungen sind immer selektiv

liefert mithin immer nur eine bestimmte, selektive Sichtweise auf die interessierende Person. Über die Qualität der Daten weiß man in den meisten Fällen nur sehr wenig oder gar nichts.

Befragung mehrerer Personen erhöht die Aussagekraft

Will man diesen Problemen begegnen, so empfiehlt sich die Befragung mehrerer Personen zur Beschreibung des gleichen Individuums. Hierdurch kann die Subjektivität des Einzelnen zumindest der Tendenz nach ausgeglichen werden. Überdies wäre es wünschenswert, wenn die Probanden entsprechend geschult wären, was insbesondere bei professionellen Beurteilern, wie etwa Lehrern oder Vorgesetzten, kein Problem sein sollte. Eine solche Schulung würde sich dann allerdings nicht nur auf die Beschreibung des Verhaltens, sondern auch auf die systematische Beobachtung desselben beziehen, denn letztlich kann jede Verhaltensbeschreibung maximal so gut sein wie die ihr zu Grunde liegende Beobachtung. Im Idealfall wäre somit die reine Verhaltensbeschreibung durch eine systematische Verhaltensbeobachtung zu ersetzen, was jedoch mit höheren Kosten verbunden wäre. Unabhängig von der Frage, ob nun tatsächlich eine Verhaltenbeobachtung an die Stelle einer bloßen Verhaltensbeschreibung tritt, versteht es sich von selbst, dass die Datenerhebungsinstrumente den etablierten Qualitätskriterien im Hinblick auf Objektivität, Reliabilität und Validität Genüge leisten müssen.

Selbstbild-Fremdbild-vergleich

Nicht immer zielt die Erfassung von Fremdbeschreibungen jedoch auf eine möglichst objektive Darstellung des Sozialverhaltens. Gerade dann, wenn Selbst- und Fremdbild miteinander verglichen werden sollen, ist man an der Subjektivität beider Perspektiven interessiert. Man denke in diesem Zusammenhang z. B. an die Paartherapie oder Trainings zur Entwicklung der sozialen Beziehungen in Arbeitsgruppen. Hier hilft den Betroffenen die Kontrastierung zwischen beiden subjektiven Perspektiven dabei, das eigene Verhalten bzw. die Wirkung desselben auf andere zu hinterfragen. Was in natürlichen Interaktionen zählt, ist letztlich ja nicht die objektive Qualität des Sozialverhaltens einer Person, sondern vielmehr die Art und Weise, in der das Verhalten durch die Interaktionspartner subjektiv erlebt wird.

schriftlich vs. mündliche Befragung

Zur Erhebung einer Fremdbeschreibung stehen prinzipiell zwei Methoden zur Verfügung. Entweder erfolgt die Befragung schriftlich in Form eines Fragebogens oder mündlich mit Hilfe eines Interviews. In Zukunft wird die Fragebogenvariante sicherlich verstärkt auch über den Computer abgewickelt. Beide Formen der *schriftlichen Befragung* (papier- vs. computergestützt) haben den Charakter eines vollständig standardisierten Vorgehens, d. h. allen Probanden werden die gleichen Fragen vorgelegt, die zuvor auf der Basis empirischer Studien entwickelt bzw. ausgewählt wurden. Selbst dann, wenn das Verfahren adaptiv sein sollte, also jeder Proband nur mit den Fragen konfrontiert wird, die für ihn besonders sinnvoll sind, ist der Pool der zur Verfügung stehenden Fragen jedoch bei jeder Datenerhebung derselbe. Dies sieht bei der *Interviewtechnik* oft anders aus[3]. Hier ist zu unterscheiden zwischen vollständig standardisierten Instrumenten und solchen Interviews, die immer wieder aufs Neue für einen spezifischen Anwendungsfall konstruiert werden. Standardisierte Interviews, wie etwa Kinder-DIPS (Unnewehr et al., 1998), sind als fertiges Paket im Handel erhältlich. Wie bei standardisierten Tests geben publizierte Studien Aufschluss über die Gütekriterien des Verfahrens. Weitaus häufiger kommen in der Praxis jedoch Interviews zum Einsatz, die für eine spezifische Fragestellung eigens konstruiert wurden und nur wenige Male hintereinander zum Einsatz kommen. Der Vorteil eines solchen Vorgehens liegt natürlich in der ggf. optimalen Passung zwischen der inhaltlichen Fragestellung der Diagnose und den Items des diagnostischen Instruments. So wäre es z. B. für den Bereich der Personalauswahl wenig sinnvoll, sich auf ein vollständig standardisiertes Interview, das auf dem freien Markt angeboten wird, zu beschränken, da jeder Arbeitsplatz in jedem Unternehmen graduell unterschiedliche Anforderungen stellt und daher auch unterschiedliche Informationen über den Bewerber von Interesse sind. Gleichwohl ist eine Standardisierung wichtig, wenn ein bestimmtes Interview vielfach durchgeführt werden muss. Insgesamt zeigt sich, dass standardisierte Interviews, die als Komplettversion im Handel erhältlich sind, weitaus seltener vorkommen als entsprechende Testverfahren. Dies gilt im Übrigen für die Fremdbeschreibung des Sozialverhaltens in gleicher Weise wie für die Selbstbeschreibung (vgl. Tab. 11 und 8).

standardisierte Interviews

Tabelle 11:
Standardisierte Messinstrumente zur Fremdbeschreibung sozialer Kompetenzen

Messinstrument	Anzahl aller Skalen	Skalen zur Beschreibung sozialer Kompetenzen
Persönlichkeits-Struktur-Tests		
Erziehungsstil-Inventar (ESI) Krohne & Pulsack (1995)	6	Unterstützung, Einschränkung, Lob, Tadel, Inkonsistenz, Strafintensität
Paardiagnostik mit dem Gießen-Test Brähler & Brähler (1993)	5	Soziale Resonanz, Dominanz
Klinische Tests		
Diagnostischer Elternfragebogen (DEF) Dehmelt, Kuhnertund & Zinn (1993)	7	Beziehungen zu anderen Personen

3 Eine seltene Ausnahme stellt der Erzieherfragebogen (EFB, Gutjahr, 1986) dar, der zwar als Fragebogen konzipiert wurde, nach Angaben des Autors aber auch als vollständig standardisiertes Interview ablaufen kann.

Diagnostik-System für psychische Störungen im Kindes- und Jugendalter nach ICD-10 und DSM-IV (DISYPS-KJ) Döpfner & Lehmkuhl (1998)	7	Störungen des Sozialverhaltens
Familien- und Kindergarten-Interaktions Test (FIT-KIT) Sturzbecher & Freytag (2000)	11	Kooperation, Hilfe, Abweisung, Restriktion, kindliche Hilfe suchen, kindliche Diplomatie, kindliche Renitenz, Bekräftigung kindlicher Ideen, Trösten bei Kummer, emotionale Abwehr, Faxen machen und Toben
Fragebogen zum erinnerten elterlichen Erziehungsverhalten (FEE) Schumacher, Eisenmann & Brähler (2000)	3	Ablehnung und Strafe, emotionale Wärme, Kontrolle und Überbehütung
Fragebogen zur Partnerschaftsdiagnostik (FPD); Subfragebogen: Partnerschaftsfragebogen (PFB) Hahlweg (1996)	32	Streitverhalten, Zärtlichkeit
Münchener Persönlichkeits-Test (MPT) Zerssen, Pfister & Koeller (1988)	8	Extraversion, Neurotizismus, Frustrationstoleranz, Rigidität, Isolationstendenzen, Normenorientiertheit
Stationserfahrungsbogen (SEB) Sammet & Schauenburg (1999)	7	Beziehung zum therapeutischen Team, Beziehung zum Einzeltherapeuten
Entwicklungstests/Tests zum Verhalten in der Schule		
Beurteilungsbogen für Erzieherinnen zur Diagnose der Schulfähigkeit (BEDS) Ingenkamp (1991)	3	Sozial- und Arbeitsverhalten
Beurteilungshilfen für den Lehrer (BFL) Janowski, Fittkau & Rauer (1981)	16	Aggressives Verhalten, soziales Selbstbehauptungsverhalten, sozialverantwortungsvolles und hilfsbereites Verhalten, sozialsensibles und kommunikatives Verhalten, kooperatives Verhalten, tolerantes und konstruktives Konfliktlöseverhalten
Entwicklungstest für Kinder von 6 Monaten bis 6 Jahren (ET 6-6) Petermann & Stein (2000)	13	Interaktion mit Erwachsenen, Interaktion mit Gleichaltrigen, Verhalten in Gruppen, soziale Eigenständigkeit, Emotionale Entwicklung
Erziehungsfragebogen (EFB) Gutjahr (1986)	6	Soziales Verhalten

Griffths Entwicklungsskalen (GES) Brandt & Sticker (2000)	5	persönlich-soziale Entwicklung
Marburger Verhaltensliste (MVL) Ehlers, Ehlers & Markus (1978)	5	Emotionale Labilität, Kontaktangst, unangepasstes Sozialverhalten
Verhaltensbeurteilungsbogen für Vorschulkinder (VBV 3–6) Döpfner, Berner, Fleischmann & Schmidt (1993)	4	Sozial-emotionale Kompetenzen, oppositionell-aggressives Verhalten
Wiener Entwicklungstest (WET) Kastner-Koller & Deimann (1998)	5	sozial-emotionale Entwicklung
Personaldiagnostische Tests		
Multidirektionales Feedback (MDF) Fennekels (1999)	5	Teamorientierung, Zusammenarbeit, Integration und Information, Arbeitsorganisation, soziale Kompetenz
Bochumer Inventar zur Berufsbezogenen Persönlichkeitsbeschreibung (BIP) Hossiep & Paschen (1998)	14	Sensitivität, Kontaktfähigkeit, Soziabilität, Teamorientierung, Durchsetzungsstärke (Führungsmotivation, Emotionale Stabilität)
Dortmunder Skala zur Erfassung von Lehrerverhalten durch Schüler (DSL) Masendorf, Tücke, Kretschmann & Bartam (1976)	2	Unterstützung, Strenge
Stationsbeurteilungsbogen (SBB) Engel, Knab & v. Doblhoff-Thun (1983)	10	Anteilnahme, Unterstützung, Spontaneität
Qualitative Führungsstilanalyse (QFA) Fennekels (1995)	5	Planung und Organisation, Entscheidungsverhalten, soziale Kompetenz, Anerkennung und Mitwirkung, Leistung- und Führungsverhalten
Standardisierte Interviews		
Diagnostisches Interview bei psychischen Störungen bei Kindern und Jugendlichen (Kinder-DIPS) Unnewehr, Schneider & Margraf (1998)	23	Störung mit Kontaktvermeidung, Störung des Sozialverhaltens
Kieler Einschulungsverfahren (KEV) Fröse, Mölders & Wallrodt (1988)	13	Kontaktaufnahme, Arbeiten in Gruppen, Sozialangst

Es existieren weitaus weniger standardisierte Instrumente zur Fremd- als zur Selbstbeschreibung sozialen Verhaltens. Einerseits könnte dies darauf zurückzuführen sein, dass generell viel häufiger mit Selbstbeschreibungen gearbeitet wird, andererseits beruhen Fremdbeschreibungen vielleicht besonders oft auf unstandardisierten bzw. nicht handelsüblichen Instrumentarien. Für die zweite Erklärung spricht, dass in vielen Unternehmen das Verhalten der Mitarbeiter zwar regelmäßig durch ihrer Vorgesetzten beurteilt wird, dies aber nahezu immer unter Zuhilfenahme einfacher Beurteilungsbogen geschieht, die ohne jede empirische Fundierung ad hoc konzipiert wurden (s. u.).

mehr standardisierte Instrumente zur Fremd- als zur Selbstbeschreibung

Ähnlich wie dies bereits bei den Selbstbeschreibungsverfahren festzustellen war, decken auch die Verfahren zur Fremdbeschreibung alle klassischen Anwendungsfelder der Psychologie ab. Standardisierte Interviews finden sich jedoch nur in der Klinischen Psychologie, was auch besonders sinnvoll ist, da in der klinischen Praxis unabhängig vom konkreten Anwender immer wieder die gleichen Fragen zur Diagnose eines Krankheitsbildes gestellt werden müssen. In der organisationspsychologischen Praxis geht es demgegenüber nicht um die Diagnose eines allgemein verbindlich definierten Phänomens, sondern um die Erfassung organisationsspezifisch ausgeformter Fähigkeiten und Fertigkeiten.

Viele der in Tabelle 11 aufgelisteten Instrumente ermöglichen einen direkten *Vergleich zwischen Selbst- und Fremdbild*, da Parallelversionen zur Selbstbeschreibung vorliegen. Dies gilt für die Paardiagnostik mit dem Gießen-Test (Brähler & Brähler, 1993), das Bochumer Inventar zur Berufsbezogenen Persönlichkeitsbeschreibung (BIP, Hossiep & Paschen, 1998), das Multidirektionale Feedback (Fennekels, 1999), die Qualitative Führungsstilanalyse (Fennekels, 1995), das diagnostische Interview Kinder-DIPS (Unnewehr et al., 1998), das Diagnostik-System für psychische Störungen im Kindes- und Jugendalter (Döpfner & Lehmkuhl, 1998) sowie den Münchener Persönlichkeits-Test (MPT, Zerssen et al., 1988).

Je nach Anwendungskontext werden zur Erfassung des Fremdbildes eine oder mehrere Personen befragt. Die Natur der Dinge bringt es mit sich, dass bei der Paardiagnostik mit dem Gießen-Test (Brähler & Brähler, 1993) nur ein Fremdrating eingeholt wird, während sich z. B. beim Multidirektionalen Feedback (Fennekels, 1999) die Menge der Fremdbeschreibungen an der Anzahl der Kollegen eines Mitarbeiters orientiert. Das Ziel ist hierbei die Kompletterfassung. Jedes Mitglied einer Arbeitsgruppe beschreibt sich selbst und wird gleichzeitig von allen anderen auf den gleichen Dimensionen beschrieben.

Im klinischen Interviewverfahren Kinder-DIPS (Unnewehr et al., 1998) wird sowohl das Selbstbild der Kinder und Jugendlichen als auch das

Fremdbild ihrer Eltern erhoben. Beide Perspektiven werden jedoch nicht kontrastiert, sondern dienen der wechselseitigen Ergänzung. Der Interviewer integriert alle gesammelten Informationen zu einer umfassenden Diagnose.

Eine besondere Variante des Umgangs mit Selbst- und Fremdbildern bietet auch das Kieler Einschulungsverfahren (KEV, Fröse, Mölders & Wallrodt, 1988). Hier werden mehrere Fremdbilder miteinander verglichen: Zunächst werden die Eltern des interessierenden Kindes gemeinsam interviewt, um einen „ersten Eindruck" vom Entwicklungsstand des Kindes zu bekommen. Anschließend durchläuft das Kind selbst ein Rollenspiel, in dem eine Unterrichtssituation simuliert wird. Dabei beobachten zwei Lehrkräfte das Kind nach vorgegebenen Kriterien. Die systematische Verhaltensbeobachtung liefert somit ein weiteres Fremdbild. Für die eigentliche Diagnose ist dieses zweite Fremdbild von ausschlaggebender Bedeutung. Ein Vergleich mit dem Fremdbild der Eltern kann z. B. wichtige Indizien für inkonsistentes Verhalten des Kindes oder aber unrealistische Einschätzungen der Eltern liefern.

Im Gegensatz zu allen anderen Instrumenten verzichtet der Fragebogen zur Partnerschaftsdiagnostik (FPD, Hahlweg, 1996) bei der Messung der in Tabelle 11 genannten Dimensionen völlig auf eine Selbstbeschreibung. Jeder Partner beschreibt hingegen das Verhalten des jeweils anderen. Begründet wird dieses Vorgehen mit dem Ziel einer Paartherapie, das u. a. in einer Auseinandersetzung mit den gewünschten Verhaltensänderungen des Partners besteht (Hahlweg, 2002). Ähnlich verhält es sich beim Erziehungsstil-Inventar (Krohne & Pulsack, 1995) sowie dem Familien- und Kindergarten-Interaktions Test (Sturzenbecher & Freytag, 2000), die beide ausschließlich mit einer Beschreibung des Erziehungsverhaltens aus der Sicht der betroffenen Kinder arbeiten.

Der Stationserfahrungsfragebogen (SEB, Sammet & Schauenburg, 1999) verzichtet auf eine explizite Trennung zwischen Selbst- und Fremdbeschreibung. Die Patienten sollen vielmehr die Beziehung zu ihrem eigenen Therapeuten bzw. die Beziehungen zwischen der Gruppe der Therapeuten und der Gruppe der Patienten beschreiben. Ein solches Vorgehen beinhaltet letztlich beide Perspektiven – eine Selbstbeschreibung auf der Seite der Patienten und eine Fremdbeschreibung des Verhaltens der Therapeuten –, ohne dass jedoch noch eine klare Trennung der beiden Sichtweisen möglich wäre. Letztlich erfährt man nur etwas über Interaktionen, an deren Gelingen oder Misslingen bekanntlich alle Interaktionsparteien in irgendeiner Form beteiligt sind.

In Entwicklungstests (Brandt & Sticker, 2000; Kastener-Koller & Deimann, 1998; Petermann & Stein, 2000) ist der Bereich der sozialen Kompetenzen nur einer neben vielen anderen wie z. B. der Sprachentwicklung oder der motorischen Entwicklung. Angestrebt wird hier eine eher globale Einschätzung der Fertigkeiten, die Aufschluss über etwaige Entwicklungsdefizite bringt. Während die anderen Bereiche mit Hilfe klassischer Leistungstests erfasst werden, beschränkt man sich bei der Einschätzung der sozialen Kompetenzen auf die Fremdbeschreibung durch die Eltern sowie die Eindrücke des Diagnostikers. Dies ist in erster Linie auf das sehr geringe Alter der Kinder zurückzuführen (6 Monate bis zu 6 Jahren), das einer aussagekräftigen Selbstbeschreibung im Wege steht.

meist werden Ratingskalen eingesetzt

Die *Quantifizierung* der Beschreibungen erfolgt in den meisten Fällen durch mehrstufige Ratingskalen. Das Kieler Einschulungsverfahren (Fröse et al., 1988) beschränkt sich auf eine dichotome Skalierung bei der die Lehrer im Zuge der Verhaltensbeobachtung lediglich entscheiden müssen, ob ein bestimmtes Kriterium erfüllt wird oder nicht. Bei der Gesamteinschätzung der Schulfähigkeit wird den Lehrern ein sehr großer Entscheidungsspielraum eingeräumt, da das Urteil nicht statistisch, sondern klinisch gefällt wird (vgl. Meehl, 1954).

Im Vergleich hierzu arbeitet das diagnostische Interview Kinder-DIPS (Unnewehr et al., 1998) sehr viel differenzierter, indem es mehrstufige Häufigkeits- und Intensitätsskalen einsetzt, mit deren Hilfe die Ausprägung einzelner Symptome quantifiziert wird. Darüber hinaus schätzt der Diagnostiker ein, inwieweit die geschilderte Symptomatik das Leben der Patienten beeinträchtigt.

Eine völlig andere Skalierung findet sich in den Beurteilungshilfen für den Lehrer (BFL, Janowski et al., 1981). Zu jedem der 16 Merkmalsbereiche werden mehrere sog. „typische" Verhaltensweisen geschildert. Die Aufgabe des Lehrers ist es, für jeden Merkmalsbereich getrennt auszuzählen, wie viele dieser Verhaltensweisen er bei einem Schüler beobachten kann.

Aussagen über Gruppenmitglieder vs. ganze Gruppen

Nahezu alle Instrumente in Tabelle 11 zielen auf die Einschätzung des Sozialverhaltens singulärer Individuen ab. Eine Ausnahme bilden drei personaldiagnostische Verfahren.

Sowohl das Multidirektionale Feedback (MDF, Fennekels, 1999) als auch die Qualitative Führungsstilanalyse (QFA, Fennekels, 1995) erlauben Aussagen über ganze *Personengruppen*, wobei zunächst jedoch einzelne Personen, also Kollegen oder der Vorgesetzte, eingeschätzt werden (siehe auch Abschnitt 4.1.2). Eine Aussage über Gruppen ergibt sich in beiden Fällen erst durch die computergestützte Integration der Einzeleinschätzungen. Beim MDF bezieht sich diese Einschätzung auf eine Arbeitsgruppe, in der zuvor jedes Mitglied sich selbst und anschließend alle Kollegen beschrieben hat. Im Falle des QFA geht es um ganze Abteilungen eines Unternehmens, die untereinander verglichen werden sollen. Hierzu wird jeder Vorgesetzte von jedem seiner Mitarbeiter eingeschätzt. Überdies beschreibt jeder Vorgesetzte sein eigenes Führungsverhalten. Der Vergleich zwischen dem Selbstbild des Vorgesetzten und den Fremdbildern seiner Mitarbeiter soll Aufschluss über das Arbeitsklima geben, hinsichtlich dessen nun mehrere Abteilungen des Unternehmens untereinander zu vergleichen sind.

Ein völlig anderes Vorgehen wird im Stationsbeurteilungsbogen (SBB, Engel et al., 1983) gewählt. Ziel des Verfahrens ist ebenfalls die Erfassung des Arbeitsklimas, allerdings bezogen auf psychiatrische Krankenhausstationen. Im Gegensatz zu MDF und QFA werden zunächst jedoch nicht Einzelpersonen beschrieben, sondern von vornherein die Gruppe als Ganzes in den Fokus genommen. Die Diagnose des Arbeitsklimas beruht dabei auf den Angaben der Patienten.

in Unternehmen werden oft einfache Einschätzungsskalen eingesetzt

In der organisationspsychologischen Praxis werden zur regelmäßigen Leistungsbeurteilung der Mitarbeiter durch ihre Vorgesetzten häufig *Einschätzungsskalen* eingesetzte in denen es u. a. auch um die Beurteilung sozialer Kompetenzen geht. Abbildung 20 gibt ein Beispiel für derartige Skalen. Die Zusammenstellung der Kompetenzbereiche erfolgt meist ad hoc ohne Rückgriff auf eine differenzierte Anforderungsanalyse. Jeder Bereich wird nur durch ein einziges Item repräsentiert, was sich negativ auf die Reliabilität auswirkt. Hinzu kommt häufig eine mangelhafte Operationalisierung der Konzepte, so dass der Vorgesetzte einen sehr weiten Interpretationsspielraum hat. Dies wirkt sich wiederum negativ auf die Objektivität der Messung aus. Willentlich oder nicht, der Vorgesetzte nimmt somit ganz entscheidend Einfluss auf das Ergebnis der Beurteilung. Im Extremfall hängt die Einschätzung in stärkerem Maße von dem Beurteiler als von der zu beurteilenden Person ab. Eine Objektivierung erfährt das Vorgehen allenfalls noch durch das Mitarbeitergespräch, in dem der Mitarbeiter die Möglichkeit bekommt, die Einschätzung des Vorgesetzten mit seiner eigenen Sichtweise zu kontrastieren. Der Einsatz einfacher Einschätzungsskalen rechtfertigt sich jedoch aus der Tatsache, dass ansonsten aller Wahrscheinlichkeit nach gar keine systematische Beurteilung stattfinden würde. Im Ansatz ist die Einführung von Einschätzungsskalen also durchaus zu begrüßen, dennoch wird man in den meisten Fällen viele Anstrengungen unternehmen müssen, bis aus der einfachen Einschätzungsskala ein seriöses Messinstrument wird.

Name des Mitarbeiters: ______________

Beurteilungszeitraum: ______________

	1	2	3	4	5	6	7	
unpünktlich	0	0	0	0	0	0	0	pünktlich
unmotiviert	0	0	0	0	0	0	0	motiviert
fachlich nicht kompetent	0	0	0	0	0	0	0	fachlich kompetent
nicht hilfsbereit	0	0	0	0	0	0	0	hilfsbereit
nicht freundl. zu Kunden	0	0	0	0	0	0	0	freundlich zu Kunden
sozial nicht integriert	0	0	0	0	0	0	0	sozial integriert

etc. ...

Anmerkungen: ______________________________

____

____

Abbildung 20:
Beispiel für eine einfache Einschätzungsskala zur Mitarbeiterbeurteilung

4.3 Zusammenfassung

Die standardisierten Verfahren zur Beschreibung des Sozialverhaltens sind ebenso zahlreich wie vielfältig. Die Methoden verteilen sich auf ein breites Anwendungsspektrum von der Schulpsychologie über die Klinische Psychologie bis hin zur Organisationspsychologie. Je nach Anwendungsfeld fokussieren die Instrumente naturgemäß verschiedene Niveaus der sozialen Kompetenz. Während die klinische Psychologie vor allem gestörtes Verhalten und damit das Niveau der sozialen Inkompetenzen im Auge hat, interessiert sich die Organisationspsychologie für durchschnittliche bis überdurchschnittliche Ausprägungen sozialer Kompetenzen. Nach der Darstellung einzelner Instrumente wollen wir nun abschließend der Frage nachgehen, wie derartige Verfahren – auch im Vergleich zu anderen Vorgehensweisen – zu bewerten sind.

Verhaltensbeschreibung ist meist ökonomisch

Positiv hervorzuheben ist zunächst die *Ökonomie* der meisten Instrumente. Insbesondere die individuenbezogenen Skalen ermöglichen in recht kurzer Zeit einen breiten Überblick über die Kompetenzen einer Person. Die Instrumente selbst sind im Vergleich zur Anwendung von Beobachtungsmethoden oder Interviews wenig personal- und kostenintensiv. Bedenkt man, dass gruppenbezogene Beschreibungsverfahren Aussagen über viele Menschen ermöglichen, so erscheint auch hier der materielle und personelle Aufwand eher gering. Die Durchführung der Datenerhebung erfordert lediglich grundlegendes diagnostisches Wissen. Eine spezielle Schulung der Diagnostiker ist daher nicht vonnöten, sofern es sich um diplomierte Psychologen handelt.

Gerade in klinischen Anwendungsfällen ist man in besonderem Maße an der *subjektiven Sichtweise* der Probanden interessiert. Anders ließen sich z. B. im Rahmen der Behandlung sozialer Ängste wichtige Ursachen der Störung (geringer Selbstwert, mangelnde Kontrollüberzeugung u. Ä.) kaum aufdecken. Dabei spielt es keine Rolle, ob die Probanden ein sehr differenziertes Selbstbild haben oder nicht. Auch die mangelnde Differenzierungsfähigkeit, die sich z. B. in einem häufigen Ankreuzen der mittleren Skalenstufen zeigt, kann im therapeutischen Prozess durchaus eine interessante Information sein. Der *Vergleich zwischen Fremdbild und Selbstbild* stellt dabei einen wichtigen Informationsgewinn gegenüber einer reinen Außensicht dar. Dies gilt selbst dann, wenn die Fremdsicht höchsten Anforderungen der Objektivität genügt. Menschen handeln nicht auf der Basis der objektiven Gegebenheiten, sondern vor dem Hintergrund ihrer subjektiven Wahrnehmung und Interpretation derselben. Will man menschliches Verhalten verstehen und nicht nur – wie z. B. in der Personalauswahl – bewerten, so ist die Messung des Subjektiven unerlässlich.

Problem: sozial erwünschtes Antwortverhalten

Gleichwohl möchte man nicht, dass die Ergebnisse im Sinne eines *sozial erwünschten Antwortverhaltens* systematisch verzerrt sind. Die Forschung stellt verschiedene Methoden zur Verfügung, mit denen wir den unerwünschten Einfluss zumindest teilweise zurückdrängen können. Die Art der Instruktion, Kontrollskalen oder auch die Wahl bestimmter Itemformate können hier weiterhelfen. Die vorgestellten Instrumente zur Messung sozialer Kompetenzen machen von diesen Möglichkeiten allerdings kaum Gebrauch. Dabei besitzt das Problem der sozialen Erwünschtheit in verschiedenen Praxisfeldern eine sehr unterschiedliche Relevanz. Ein Klient, der bei seinem Therapeuten einen Selbstbeschreibungsfragebogen ausfüllt, ist sicherlich weitaus weniger motiviert, sich in einer bestimmten Art und Weise zu präsentieren als ein Bewerber.

Eine Bewertung der skizzierten Verfahren nach den *Gütekriterien* der klassischen Testtheorie – also Objektivität, Reliabilität und Validität – muss letztlich immer im Einzelfall erfolgen. Was die ersten beiden Kriterien angeht, so lässt sich jedoch auch im Überblick ein im Großen und Ganzen positives Fazit ziehen. Fast alle Verfahren bemühen sich durch Standardisierung um eine hohe Objektivität in Durchführung, Auswertung und Interpretation.

Wie bei allen Verfahren zur Messung sozialer Kompetenzen entbindet der Gebrauch standardisierter Instrumente den Anwender nicht davon, *Wertentscheidungen* zu treffen. Die meisten Instrumente ermöglichen eine Quantifizierung und damit einhergehend die Positionierung des Probanden auf einer Merkmalsdimension. Offen bleibt dabei die Frage, welche Position wie zu bewerten ist. Die Beantwortung dieser Frage ist keine Aufgabe des Testkonstrukteurs, sondern des Testanwenders, der hierbei – im Gegensatz zum Testkonstrukteur – die Spezifika des Anwendungskontextes berücksichtigen muss. Bei personaldiagnostischen Fragestellungen kann hier die Anforderungsanalyse weiterhelfen. Sie definiert nicht nur die relevanten Merkmalsdimensionen, sondern legt auch die Cutt-off-Werte fest, die darüber entscheiden, welche Ausprägung der einzelnen Kompetenzen als optimal, ausreichend oder veränderungswürdig gilt. Normierungen, wie sie in vielen Testmanualen anzutreffen sind, helfen oft nur sehr bedingt weiter. Sie definieren zwar rein quantitativ, welche Ausprägung als normal, unter- oder überdurchschnittlich zu gelten hat. Was üblich ist, muss jedoch keineswegs immer auch wünschenswert sein.

5 Messung komplexer Kompetenzindikatoren

Neben kognitiven Leistungstests sowie der Verhaltensbeobachtung und Verhaltensbeschreibung stellt die Messung abstrakter Kompetenzindikatoren eine vierte Option zur Erfassung sozialer Kompetenzen dar (vgl. Kapitel 1). Während die kognitiven Leistungstests den Anspruch erheben, ganz unmittelbar ausgewählte soziale Kompetenzen messen zu können und dabei auf eine Betrachtung des Sozialverhaltens verzichten, fokussieren sowohl die Verhaltensbeobachtung als auch die Verhaltensbeschreibung explizit das Verhalten in sozialen Kontexten. Entweder wird das Sozialverhalten eines Menschen in der diagnostischen Situation unmittelbar beobachtet oder aber man greift auf Beschreibungen desselben zurück. Die Instrumente, die wir im vorliegenden Kapitel vorstellen wollen, arbeiten mit weitaus abstrakteren Daten, aus denen sich indirekte Hinweise auf die sozialen Kompetenzen ergeben. Sie betrachten die *Konsequenzen des Sozialverhaltens* einer Person, die wir als komplexe Indikatoren der sozialen Kompetenz verstehen können (vgl. Abb. 6). Der Begriff „komplex“ soll dabei verdeutlichen, dass keine einfache, lineare Beziehung zwischen den Kompetenzen auf der einen Seite und den Konsequenzen eines Sozialverhaltens auf der anderen Seite besteht, da die Konsequenzen einer Handlung auch vom Verhalten der Interaktionspartner sowie den Spezifika das räumlich-zeitlichen Kontextes abhängen.

Messung der Konsequenzen des Sozialverhaltens

Verdeutlichen wir uns das Grundprinzip des Vorgehens einmal anhand eines Beispiels: Gesetzt den Fall, eine bestimmte Person leidet unter sozialen Ängsten, traut sich nicht, fremde Menschen anzusprechen, ja meidet sogar den Kontakt zu Bekannten. Mit Hilfe kognitiver Leistungstests könnte man möglicherweise erkennen, dass sie grundsätzliche Prinzipien zwischenmenschlicher Interaktionen nicht versteht. Verhaltensbeobachtungen und -beschreibungen würden demgegenüber das Rückzugsverhalten protokollieren und überdies z. B. Defizite auf bestimmten behavioralen Dimensionen sozialer Kompetenz belegen. Verfahren zur Messung komplexer Kompetenzindikatoren setzen erst bei den Konsequenzen des Sozialverhaltens an. Sie würden beispielsweise mit Hilfe soziometrischer Instrumente oder der Tagebuchmethode feststellen, dass der Proband keinerlei Freunde besitzt und seine Freizeit allein vor dem Fernseher verbringt. Beide Tatsachen können als ein Indikator für Kompetenzdefizite angesehen werden. Welche Defizite dies im Einzelnen sind, bleibt im Verborgenen. Erst dann, wenn man in verschiedenen Lebensbereichen (z. B. Arbeitsplatz vs. Freizeit) unterschiedliche Indikatoren findet, ließen sich hieraus im besten Falle Hypothesen über mögliche Ursachen ableiten. Alles in allem sind die Aussagen, die mit den nachfolgend beschriebenen Instrumenten getroffen werden können, im Vergleich zu den zuvor diskutierten Methoden somit sehr global.

Die Kompetenzindikatoren können sowohl über Selbst- als auch über Fremdbeschreibungen erfasst werden. Dabei kommen verschiedene Datenerhebungsinstrumente zum Einsatz, vor allem Fragebögen, Tagebücher und Interviews. Das Interview stellt gewissermaßen eine Universalmethode dar, die für nahezu alle diagnostischen Themen – und somit auch für die Erfassung komplexer Kompetenzindikatoren – offen ist.

5.1 Selbsteinschätzung

standardisierte Fragebögen

In Tabelle 12 haben wir *standardisierte Fragebögen* zur Selbsteinschätzung aufgelistet. Alle Verfahren sind im weiteren Sinne dem klinischen Anwendungsfeld zuzuordnen. Im Zentrum des Interesses steht immer ein dysfunktionales, für den Probanden in gewisser Weise unangenehmes Sozialgefüge. Die Probanden werden danach gefragt, inwieweit sie Einsamkeit erleben (KSE; Stephan, Lamm & Fäth, 1989; MEF; Schwab, 1997), sich im Alltag der Unterstützung anderer Menschen gewiss sein können (F-SozU; Fydrich, Sommer & Brähler, in Vorb.) bzw. ihre sozialen Lebensbedingungen als zufriedenstellend einschätzen (FLZ; Fahrenberg, Myrtek, Schumacher & Brähler, 2000; SEL; Averbeek, Leiberich et al., 1997). Eine Ausnahme stellt der Fragebogen zur Partnerschaftsdiagnostik (FPD; Hahlweg, 1996) dar. Er bezieht im Gegensatz zu allen übrigen Instrumenten nicht nur auf eine einzel ne Person, sondern auf die Qualität einer Paarbeziehung. Alle Verfahren können zur Veränderungsmessung – beispielsweise im Rahmen der Evaluation therapeutischer Maßnahmen – eingesetzt werden.

Tabelle 12:
Instrumente zur Selbsteinschätzung

Messinstrument	Anzahl aller Skalen	Skalen zur Beschreibung sozialer Kompetenzen
Fragebogen zur Lebenszufriedenheit (FLZ) Fahrenberg, Myrtek, Schumacher & Brähler (2000)	10	„Ehe und Partnerschaft", „Beziehung zu den eigenen Kindern", „Sexualität", „Freunde, Bekannte, Verwandte"
Fragebogen zur Partnerschaftsdiagnostik (FPD); Subfragebogen: Problemliste (PL) Hahlweg (1996)	1	Konflikthäufigkeit/-lösung
Fragebogen zur sozialen Unterstützung (F-SozU) Fydrich, Sommer & Brähler (in Vorb.)	3	praktische Unterstützung, emotionale Unterstützung, soziale Integration
Kieler Änderungssensitive Symptomliste (KASSL) Zielke (1979)	7	soziale Kontaktstörung
Kölner Skala zur Messung von Einsamkeit (KSE) Stephan, Lamm & Fäth (1989)	1	Einsamkeit
Multidimensionaler Einsamkeitsfragebogen (MEF) Schwab (1997)	3	soziale Einsamkeit, emotionale Einsamkeit, Unfähigkeit zum Alleinsein
Skalen zur Erfassung der Lebensqualität (SEL) Averbeek, Leiberich et al. (1997)	7	objektives soziales Umfeld, subjektives soziales Umfeld

biographische Fragebögen erfassen Fakten aus der Vergangenheit

In der organisationspsychologischen Forschung und Praxis werden seit vielen Jahren sog. *biographische Fragebögen* zur Erfassung komplexer Kompetenzindikatoren entwickelt (Schuler & Stehle, 1992; Schuler & Marcus, 2001). Dabei bezieht man sich u. a. auch auf soziale Kompetenzen. Biographische Fragebögen erheben Fakten aus der Vergangenheit eines Bewerbers. Abbildung 21 gibt einige Itembeispiele wieder. Entsprechende Instrumente sind nicht als fertiges Verfahren im Handel erhältlich, da die Auswahl der Items immer nach empirischen Gesichtspunkten für einen konkreten Anwendungsfall erfolgen muss. Das klassische Vorgehen der Fragebogenentwicklung gestaltet sich wie folgt: Ausgangspunkt der

Entwicklung ist in der Regel die Neubesetzung einer Stelle. In einem ersten Schritt formuliert der Testkonstrukteur möglichst viele biographische Items. Im Rahmen einer Voruntersuchung werden diese Items anschließend Mitarbeitern vorgelegt, die im Unternehmen einen Arbeitsplatz besetzen, der eine möglichst große Ähnlichkeit zu den Anforderungen der offenen Stelle besitzt. Darüber hinaus erfasst man die Leistung dieser Mitarbeiter durch ein weiteres Instrument. Die Leistungskriterien können dabei sehr vielfältig sein (z. B. Beurteilung durch Vorgesetzte, Kollegen oder Kunden, Fehlzeiten, Produktionsrate, eigene Arbeitszufriedenheit). Im letzten Schritt der Testentwicklung werden die biographischen Items einzeln mit den Kriterien korreliert. Nur solche Items, die in hinreichender Höhe signifikant mit der beruflichen Leistung zusammenhängen, gelangen auch in die Endversion des Fragebogens.

Betrachten wir die Inhalte der Items, so fällt auf, dass sie meist Bezug auf die soziale Integration oder das Sozialverhalten nehmen. Wer beispielsweise in seiner Verhangenheit Klassensprecher war, Jugendgruppen geleitet hat oder Mitglied in vielen Sportvereinen war, hat zwangsläufig besonders viel mit anderen Menschen zu tun gehabt. Wahrscheinlich verfügte die Person über hinreichende soziale Kompetenzen, um die vielfältigen sozialen Situationen meistern zu können. Anderenfalls hätte sie diesen Situationen ja auch aus dem Weg gehen können. Gleichzeitig konnte sie in der Interaktion mit anderen Menschen ihre sozialen Kompetenzen weiter entwickeln. Über diese Möglichkeiten verfügt jemand, der von vornherein entsprechende Situationen meidet, weitaus weniger.

Im Durchschnitt erzielen biographische Fragebögen recht gute Validitätswerte und sind daher ein effektives Mittel der Personaldiagnostik (Schuler & Marcus, 2001). Der Nachteil liegt eher in der geringen Augenscheinvalidität aus Sicht der Bewerber. So wird es vielen Bewerbern nicht verständlich sein, warum man ihnen Fragen stellt, die zunächst einmal keinen offensichtlichen Bezug zum Berufsalltag aufweisen.

- Mit wie vielen Geschwistern sind Sie aufgewachsen?
- Wie viele Personen lebten ständig in dem Haushalt, in dem Sie aufgewachsen sind?
- Waren Sie während Ihrer Schulzeit einmal Klassensprecher?
- In wie vielen Sportvereinen waren Sie bis zu ihrem zwanzigsten Lebensjahr Mitglied?
- Haben Sie während Ihrer Schul- oder Studienzeit Jugendfreizeiten geleitet?

Abbildung 21:
Beispiele für Items aus biographischen Fragebögen

Tagebuch-methode

Eine dritte Variante der Instrumente zur Erfassung von Kompetenzindikatoren stellt die *Tagebuchmethode* dar. Auf die Grundlagen der Methode sind wir bereits im dritten Kapitel eingegangen. Tagebücher können für einen konkreten Anwendungsfall eigens neu entwickelt werden oder aber man greift auf veröffentlichte Instrumente zurück. Das Anwendungsfeld der veröffentlichten Tagebücher liegt eher in der klinischen Psychologie. Sehr viele der von Laireiter und Thiele (1995) in ihrem Überblicksartikel vorgestellten Instrumente entstammen ursprünglich der Forschung.

Tagebücher können einerseits zur Beschreibung ganz konkreten Interaktionsverhaltens eingesetzt werden, andererseits liefern sie aber auch immer Indikatoren sozialer Kompetenzen. Im Extremfall zeigt sich z. B., dass ein Proband in einem bestimmten Zeitabschnitt gar keine sozialen Kontakte verwirklicht, während Vergleichskandidaten von 10 oder 15 Interaktionen berichten. Auch liefern die Bewertungen der Interaktionen wichtige Hinweise. Wer zwar häufig mit unterschiedlichten Menschen direkt zu tun hat, die Interaktionen aber fast immer als konfliktreich beschreibt, wird aller Wahrscheinlichkeit nach selbst nennenswerte Kompetenzdefizite aufweisen. Manche Tagebücher erheben von vornherein nicht das Sozialverhalten des Probanden, sondern zielen allein auf eine Beschreibung der Häufigkeit und Qualität sozialer Interaktionen ab (Laireiter & Thiele, 1995). Sie sind somit eindeutig unserer Kategorie der Instrumente zur Erfassung komplexer Kompetenzindikatoren zuzuordnen.

Baumann und Mitarbeiter legen mit SONET ein Verfahren vor, das aus insgesamt drei Tagebüchern besteht, die jeweils unterschiedliche Zielrichtungen verfolgen (Baumann et al., 1994; Baumann, Thiele, Laireiter & Kerbs, 1996). Das Bilanztagebuch SONET-T dient der Beschreibung und Bewertung sozialer Kontakte, denen der Proband im Laufe eines Tages ausgesetzt war. Die Aufzeichnung erfolgt am Ende eines Tages und bezieht sich auf subjektiv als wichtig erlebte soziale Kontakte bzw. auf Interaktionen von mehr als 15 Minuten Dauer. Die Protokollierung erfolgt nach interaktionalen, strukturellen, funktionalen und evaluativen Gesichtspunkten. Das Stressbewältigungs-/Unterstützungstagebuch COMES-SU bezieht sich ausschließlich auf solche Interaktionen, die vom Probanden als belastend erlebt werden (siehe auch Perrez & Reicherts, 1997). Von zentralem Interesse ist dabei die Frage, welche Formen der sozialen Unterstützung der Proband zur Bewältigung der Situationen aufsucht. Den dritten Baustein stellt das Interaktionstagebuch dar. Mit Hilfe eines Taschencomputers kann der Proband einzelne Interaktionen direkt im Tagesgeschehen protokollieren. Hierzu muss er vorgefertigte Fragen beantworten.

Alles in allem betrachtet erweist sich auch hier wieder das Tagebuch – vergleichbar zum Interview – als eine universelle Methode, mit der sehr unterschiedliche diagnostische Ziele verfolgt werden können.

5.2 Fremdeinschätzung

Indikatoren sozialer Kompetenz können nicht nur per Selbsteinschätzung, sondern auch durch die Befragung von Interaktionspartnern oder aufmerksamen Beobachtern – z. B. Eltern, Vorgesetzte oder Kollegen – erfasst werden. Die in der Geschichte der Diagnostik wohl einflussreichste Methode zur Fremdeinschätzung ist die der Soziometrie. Sie bezieht sich immer auf Personengruppen wie z. B. Schulklassen oder Arbeitsteams.

soziometrische Verfahren bilden das soziale Gefüge von Gruppen ab

Soziometrische Verfahren gehen grundsätzlich anders als klassische Fragebogeninstrumente vor. Sie lösen sich vom üblichen Vorgehen in der psychologischen Diagnostik, demzufolge ein Merkmal über mehrere voneinander unabhängige Items erhoben wird. Stattdessen besitzen sie einen stark qualitativen Charakter. Das soziale Gefüge einer Gruppe soll graphisch, „ganzheitlich" erfasst und abgebildet werden, ohne dass dabei das konkrete Sozialverhalten einzelner Personen beschrieben wird. Im Zentrum steht oft die Einschätzung der Beliebtheit einzelner Gruppenmitglieder. In Abbildung 22 haben wir neuere Verfahren der Soziometrie aufgelistet. Neben solchen, meist zumindest graduell standardisierten Instrumenten, besteht immer auch die Möglichkeit, ein eigenes Instrument zu konzipieren. Da sich die Verfahren allesamt den grundlegenden Prinzipien der klassischen Testtheorie entziehen, ist ihre Konstruktion recht simpel.

Diagnostisches Soziogramm (DSO) von Müller (1980)
Soziometrischer Test für 3.–7. Klassen (ST 3–7) von Petillon (1980)
Das Subjektive Familienbild – Leipzig-Marburger Familientest (SFB) von Mattejat & Scholz (1994)
Szenische Medien von Geißler (1995)

Abbildung 22:
Soziometrische Verfahren

Verdeutlichen wir uns die Prinzipien soziometrischer Instrumente einmal am Beispiel des Diagnostischen Soziogramms (DSO) von Müller (1980). Der Fragebogen ist ähnlich wie der Soziometrische Test (ST 3–7; Petillon, 1980) für Schulklassen konzipiert. Jeder Schüler muss die in Abbildung 23 abgedruckten Fragen schriftlich beantworten. Im Zentrum steht die soziale Integration der einzelnen Schüler innerhalb der Schulklasse, die über die wahrgenommene Beliebtheit operationalisiert wird. Nach der Auswertung der Daten aller Probanden ergibt sich ein graphisches Muster positiver und negativer Verbindungen zwischen den Schülern. Auf diesem Wege lässt sich erkennen, welcher Schüler der beliebteste und welcher der unbeliebteste ist. Auch sind Aussagen über die Ausgewogenheit einzelner Dyaden möglich: Mögen sich zwei Schüler, lehnen sie sich gegenseitig ab oder ist die Beziehung asymmetrisch in dem Sinne, dass A sich zu B hingezogen fühlt, gleichzeitig aber von B Ablehnung erfährt? Neben Aussagen über Gruppen sind somit auch Aussagen über einzelne Personen möglich. Die Ergebnisse der Messung bilden die Grundlagen für die weitergehende sozialpädagogische Arbeit innerhalb der Schulklasse.

Der soziometrische Test für 3. bis 7. Klassen (ST, Petillon, 1980) ist in der Durchführung noch einfacher aufgebaut als der DSO. Hier müssen die Schüler einen Wahlzettel abgeben, auf dem sie vermerken, neben welchem Mitschüler sie gern und neben welchem sie auf keinen Fall sitzen möchten. Jedem Schüler wird zuvor eine Nummer zugewiesen, so dass neben der eigenen Probandennummer nur zwei Zahlen einzutragen sind. Die Auswertung erfolgt sowohl graphisch als auch quantitativ. Letzteres geschieht, indem für jeden Schüler ausgezählt wird, wie oft er genannt wurde. Überdies kann zur Interpretation der quantitativen Daten auf Normwerte zurückgegriffen werden, was für soziometrische Verfahren eher ungewöhnlich ist.

Im SFB (Mattejat & Scholz, 1994) werden die Mitglieder einer Familie gebeten, die Beziehungen zwischen einzelnen Familienangehörigen anhand von sechs Kriterien zu beschreiben: Selbstständigkeit, Interesse, Warmherzigkeit, Entschlossenheit, Verständnis, Sicherheit. Darüber hinaus können weitere Personen wie z. B. Freunde in die Befragung integriert werden. Wird jeder zu allen Personen befragt, so ergibt sich die Möglichkeit eines sehr komplexen Vergleiches zwischen unterschiedlichsten Selbst- und Fremdbildern.

Die szenischen Medien (Geißler 1995) stellen das einzige personaldiagnostische Instrument aus der Gruppe der soziometrischen Verfahren dar. Zur Datenerhebung müssen die Probanden – die in der Regel gemeinsam als Team die Aufgabe bearbeiten – eine Reihe von hölzernen Figuren so im Raum positionieren, dass hierdurch die Beziehungen der Gruppenmitglieder direkt bildlich dokumentiert werden. Neben den Holzfiguren unterschiedlicher Größe und Form existieren zahlreiche andere Bauelemente wie Podeste (z. B. zur Verdeutlichung von Hierarchieebenen), Klebepfeile oder Bindfäden unterschiedlicher Farben zur Abbildung qualitativ unterschiedlicher Beziehungen. Die Grenzen zwischen Datenerhebung, Auswertung und Interpretation verschwinden bei der Anwendung der Szenischen Medien. Eine Standardisierung im eigentlichen Sinne liegt nicht vor. Das Instrument bietet insofern eher den Ausgangspunkt für Gesprächsrunden, gruppendynamische Sitzungen oder Personalentwicklungsseminare. Es hilft, Probleme zu thematisieren und Veränderungsprozesse anzustoßen. Als solches haben die Szenischen Medien eher den Charakter einer gruppenbezogenen Übung als den eines Messinstrumentes.

soziometrische Verfahren sind sehr vielfältig

Soziometrische Verfahren sind in ihrer Gestalt vielfältig. Sie setzen keineswegs die Anwendung eines Testmanuals voraus. Vielmehr lassen sie sich auch für den individuellen Anwendungsfall selbst zuschneiden. Hierbei muss allerdings auf Normierungsdaten verzichtet werden. Das Spektrum soziometrischer Verfahren ist so weit, dass es von sehr globalen Einschätzungen bis hin zu Ratings spezifischer Leistungen in konkreten Situationen reicht (Dodge, 1985), wobei manche Autoren den letzteren Fall nicht mehr zu den soziometrischen Verfahren zählen. So unterscheidet z. B. McConnel und Odom (1986) drei verschiedene soziometrische Methoden. In der einfachsten Form (peer nomination) werden die Probanden aufgefordert, einen oder mehrere Gruppenmitglieder zu benennen, mit denen sie eine bestimmte Aktivität besonders gern oder in keinem Falle unternehmen würden (s. o.; Gresham, 1986). Hierbei muss allerdings eine maximale Anzahl zu nominierender Personen vorgegeben werden. Im Falle des DSO wird z. B. pro Item jeweils ein Gruppenmitglied nominiert. Bei einem „peer rating“ muss hingegen jedes Gruppenmitglied entlang eines Kontinuums positioniert werden. Im Gegensatz zur ersten Methode erhält man auf diesem Wege eine Einstufung für jedes Gruppenmitglied. Da diese Aufgabe mit ansteigender Anzahl der zu beurteilenden Personen immer schwieriger wird, gibt es schließlich noch eine dritte Methode, bei der die Gruppenmitglieder immer im Paarvergleich gegeneinander abzugrenzen sind (= paired comparison).

1.1 Mit welchem Mädchen oder Jungen deiner Klasse möchtest du am liebsten zusammensitzen?

1.2 Mit welchem Mädchen oder Jungen möchtest du auf keinen Fall zusammensitzen?

2.1 Was meinst du: Wer möchte wohl am liebsten mit dir zusammensitzen?

2.2 Was meinst du: Wer möchte wohl auf keinen Fall mit dir zusammensitzen?

3.1 Welche Mädchen oder Jungen sind wohl am beliebtesten in deiner Klasse?

3.2 Welche Mädchen oder Jungen sind wohl am unbeliebtesten in deiner Klasse?

Abbildung 23:
Items des DSO (Müller, 1980)

Neben den soziometrischen Instrumenten lassen sich Kompetenzindikatoren auch aus biographischen Fakten ablesen, die im starken man der Fremdeinschätzung durch die Gesellschaft unterliegen. Die Rede ist hier vom *delinquenten Verhalten*. Menschen die z. B. vielfach durch körperliche Gewalttaten auf sich aufmerksam gemacht haben, dokumentieren hierdurch gewisse Kompetenzdefizite, die ihnen ein friedfertiges – d. h. gesellschaftlich akzeptiertes – Interaktionsverhalten erschweren.

5.3 Zusammenfassung

Instrumente zur Messung von Kompetenzindikatoren liefern zunächst Aussagen über die soziale Integration eines Menschen oder die Qualität seiner Sozialkontakte. Erst dann, wenn ein bestimmtes Ergebnismuster über viele unterschiedliche Interaktionen mit verschiedenen Interaktionspartnern konsistent bleibt, können vorsichtige Aussagen über den Status der sozialen Kompetenz getroffen werden. Diese Aussagen bleiben jedoch recht allgemein. Wir erfahren nichts über einzelne Kompetenzdimensionen. Bestenfalls ließe sich sagen, dass eine bestimmte Person immer wieder in Konflikte involviert ist und auf Grund der wechselnden Interaktionspartner sowie der sonstigen Rahmenbedingungen eine Verursachung auf Seiten eben dieser Person sehr wahrscheinlich ist. Wer immer wieder in Konflikte mit völlig unterschiedlichen Zeitgenossen verstrickt ist, wird aller Wahrscheinlichkeit nach auch selbst zu diesem Phänomen beitragen. Ob die Ursache hierfür nun eher in Defiziten der Perspektivenübernahme liegt oder stattdessen einer emotionalen Labilität zuzuschreiben ist, bleibt ungewiss.

soziometrische Verfahren haben oft eine geringe Reliabilität und Objektivität

Soziometrische Verfahren weisen gegenüber den herkömmlichen, multidimensional-quantitativen Instrumenten Schwächen in der Reliabilität auf, sofern sich die Aussagen nur auf ein oder zwei Items beziehen. Ausgeglichen werden kann dieses Defizit allein durch die Befragung vieler Gruppenmitglieder, sofern der Nachweis einer hohen Übereinstimmung der Probanden möglich ist. Aufgrund der gerin gen Standardisierung zeigen soziometrische Verfahren Schwächen hinsichtlich der Interpretationsobjektivität. Für die Szenischen Medien gilt diese Einschränkung auch für die Durchführungs- und Auswertungsobjektivität, da letztlich keine Standardisierung vorgesehen ist. Die Szenischen Medien sollten daher auch nicht als Diagnostikum im engeren Sinne eingesetzt werden. Ihre Stärke liegt vielmehr in der Initiierung von Diskussions- und Veränderungsprozessen im Rahmen von Entwicklungsseminaren. Bei ihrem Einsatz ist immer auch zu bedenken, dass sie für einzelne Personen mitunter recht brisante Informationen zu Tage fördern. Man denke z. B. an einen Schüler, dem auf Grund eines Soziogramms schwarz auf weiß dokumentiert wird, dass ihn niemand in der Klasse leiden mag. Hier ist große Sorgfalt im Umgang mit den Ergebnissen geboten.

Trotz aller Probleme kann die Erfassung von Kompetenzindikatoren jedoch überaus nützlich sein. Sie bildet den Ausgangspunkt für Hypothesen und macht auf etwaige Defizite aufmerksam, die dann eine differenziertere Diagnostik auf der Basis von Verhaltensbeschreibungen und -beobachtungen nach sich zieht. Des Weiteren können entsprechende Verfahren zur Evaluation therapeutischer Maßnahmen eingesetzt werden. So sollten sich z. B. nach einer erfolgreichen Therapie sozialer Ängste oder aggressiven Verhaltens positive Veränderungen sozialer Beziehungen im Soziogramm, in Fragebögen zur Selbsteinschätzung oder in Tagebüchern nachweisen lassen. Ein drittes Beispiel für die Nützlichkeit der Messung von Kompetenzindikatoren liefert der biographische Fragebogen, der in der Personaldiagnostik wertvolle Dienste leistet, obwohl keineswegs ein differenzierte Analyse einzelner Bewerberkompetenzen erfolgt.

6 Anwendung

In unserem letzten Kapitel geben wir zum einen ein Beispiel für die Entwicklung und Anwendung eines konkreten Messinstrumentes, zum anderen soll ein Fazit in Bezug auf den Status quo der Diagnostik sozialer Kompetenzen gezogen werden. Unser Beispiel bezieht sich auf die Methode des Assessment Centers, die heute vorwiegend in der organisationspsychologischen Praxis Anwendung findet.

6.1 Praxisbeispiel

Meist dienen Assessment Center in der organisationspsychologischen Praxis entweder zur Personalauswahl oder zur Personalentwicklung. Im ersten Fall geht es darum, aus einer Menge von Bewerbern, die größer ist als die Anzahl der zu besetzenden Stellen, diejenigen auszuwählen, denen man die beste Qualifikation bescheinigen kann. Im zweiten Fall untersucht man die Mitarbeiter einer Organisation, um den individuellen Weiterbildungsbedarf ermitteln zu können. Das Assessment Center, von dem nachfolgend berichtet wird, dient beiden Zwecken zugleich.

Untersucht werden die Mitarbeiter eines Kreditinstitutes kurz nachdem sie ihre Ausbildung zum Bankkaufmann bzw. zur Bankkauffrau erfolgreich beendet haben. Im Zentrum der diagnostischen Aufgabe steht eine Platzierungsentscheidung: Es soll festgestellt werden, welche Mitarbeiter in besonderer Weise für die Betreuung der Kunden in den Filialen geeignet sind und welche Mitarbeiter eher als Sachbearbeiter im Hintergrund wirken sollten. Während man als Kundenbetreuer vor allen über eine hohe Ausprägung sozialer Kompetenzen verfügen muss, stehen für den Sachbearbeiter organisatorische sowie kognitive Fähigkeiten im Zentrum des Anforderungsprofils. In Abhängigkeit vom aktuellen Personalbedarf des Unternehmens – das Assessment Center wird seit Mitte der 90er Jahre jährlich durchgeführt – kann neben der Platzierungsentscheidung aber auch eine Auswahlentscheidung notwendig werden. Dies ist z. B. der Fall, wenn mehr Ausbildungsabsolventen eine Festanstellung anstreben als offene Stellen zur Verfügung stehen. Überdies kommt dem Assessment Center eine Funktion bei der Personalentwicklung zu. So besteht die Möglichkeit, besonders qualifizierte AC-Teilnehmer auf einen Lehrgang zu schicken, der sie langfristig für die Übernahme von Führungsaufgaben qualifizieren soll. Auch diese Entscheidung hängt primär von den Leistungen im Bereich der sozialen Kompetenzen ab. In der nachfolgenden Darstellung beschränken wir uns allein auf die Messung sozialer Kompetenzen. Die diagnostischen Instrumentarien zur Auswahl der Sachbearbeiter bleiben somit unerwähnt.

Anforderungsanalyse

Wie bei jedem Assessment Center musste auch in unserem Anwendungsfall zunächst im Rahmen einer Anforderungsanalyse definiert werden, welche Kompetenzen überhaupt von Interesse sind. Hierzu wurden mehrere Informationsquellen herangezogen. Neben der einschlägigen Fachliteratur wurde vor allem auf die Erfahrungen langjähriger Mitarbeiter in den verschiedenen Aufgabenbereichen sowie die Expertise der Personalabteilung zurückgegriffen. Letztlich erfolgte die Festlegung der Dimensionen und des dazugehörigen Anforderungsprofils durch eine Expertengruppe, an der Mitglieder des Vorstandes sowie der Personalabteilung vertreten waren. Moderiert wurde der Entscheidungsprozess durch externe Psychologen, die vor allem methodisches Fachwissen einfließen ließen. Abbildung 24 gibt das Resultat des Entscheidungsprozesses wieder. Die eingezeichnete Profillinie definiert die Minimalanforderung. Wenn ein AC-Teilnehmer nach der Auswertung des Assessment Centers Werte aufweist, die genau auf der Linie liegen, dann erfüllt er die Minimalanforderungen für den Aufgabenbereich „Kundenbetreuung“, wobei ein Punkt eine sehr geringe und fünf Punkte eine sehr hohe Merkmalsausprägung repräsentieren.

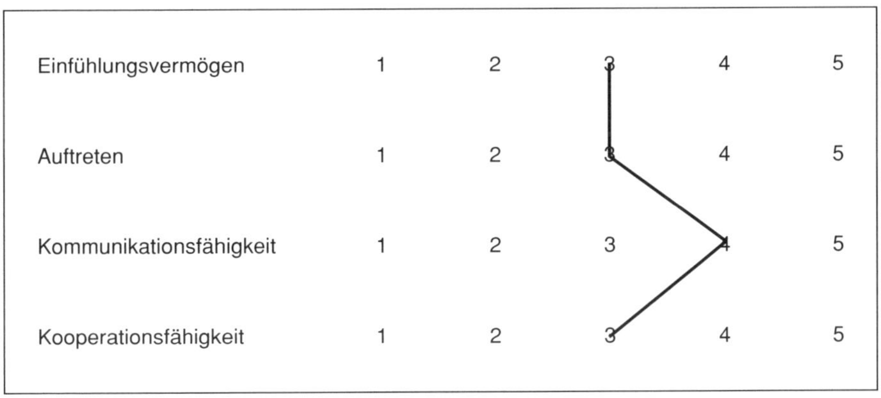

Abbildung 24:
Anforderungsprofil

Auswahl der Übungen

Nachdem festgelegt war, welche sozialen Kompetenzen diagnostiziert werden sollen, ging es in einem zweiten Schritt darum, passende AC-Übungen auszuwählen, in denen sich die fraglichen Kompetenzen besonders gut beobachten lassen. Im Kapitel 3.2.1 haben wir bereits die einschlägigen Übungstypen (Rollenspiel, Gruppendiskussion etc.) kennen gelernt. Die Übungstypen bleiben über die Jahre gleich, in denen das Assessment Center durchgeführt wird. Variabel gestaltet sind demgegenüber die Inhalte einer jeden Übung. In jedem Jahr werden neue Themen für die Gruppendiskussion, die Rollenspiele und alle übrigen Aufgaben festgelegt. Hierdurch wird vermieden, dass sich einzelne AC-Teilnehmer durch Gespräche mit Teilnehmern aus vergangenen Jahren Vorteile verschaffen können. Das bloße Wissen darum, dass in einem Assessment Center beispielsweise Rollenspiele auftreten, hilft dem Bewerber noch nicht sehr viel weiter – diese Information kann er in jedem Ratgeber nachlesen. Problematisch wäre hingegen die Kenntnis des genauen Themas, da der Kandidat sich dann im Vorhinein schon Argumente oder Verhaltensstrategien zurechtlegen könnte. Die Festlegung der Inhalte erfolgt in jedem Jahr durch die Personalabteilung des Kreditinstitutes. Hierzu liefern die externen Psychologen für jede Übung zwei Vorschläge zur inhaltlichen Ausgestaltung, aus denen dann einer ausgewählt und ggf. modifiziert wird. Im Zweifelsfalle wird eine Übung zuvor mit Psychologiestudenten in einem Probedurchlauf auf ihre Umsetzbarkeit hin überprüft.

Zuordnung von Übungen und Dimensionen

In jeder Übung werden mehrere der Anforderungsdimensionen beobachtet. Einen Überblick über die Zuordnung der Dimensionen zu den Übungen verschafft Tabelle 13. Jede Kompetenz wird in mindestens zwei voneinander unabhängigen Übungen beobachtet. Gleichzeitig dient jede Übung zur Messung von mindestens zwei Kompetenzen. Eine Besonderheit des Assessment Centers besteht darin, dass zwei Rollenspiele durchgeführt werden. Dies ergibt sich aus den spezifischen Anforderungen, die der Arbeitsplatz des Kundenberaters an die Mitarbeiter stellt. Selbstverständlich müssen sie täglich viele Gespräche mit Kunden führen. Eine solche Situation wird im ersten Rollenspiel simuliert. Darüber hinaus müssen sie aber auch mit Vorgesetzten kommunizieren können, was im zweiten Rollenspiel überprüft wird. Das Sozialverhalten im Umgang mit Kollegen ist Gegenstand der Gruppendiskussion, während sich die Präsentation erneut auf den Umgang mit Kunden bezieht. Die Stegreifrede dient der Erfassung grundlegender Fähigkeiten, die unabhängig vom jeweiligen Gegenüber (Kunden oder Vorgesetzte) interessieren. Inhaltliche Beispiele für die verschiedenen Übungen sind den Abbildungen 11 bis 15 zu entnehmen.

Tabelle 13:
Zuordnung der Beobachtungsdimensionen zu den Übungen

Dimensionen	Übungen				
	Gruppen-diskussion	Rollenspiel 1	Stegreifrede	Präsentation	Rollenspiel 2
Einfühlungs-vermögen		X		X	X
Auftreten		X	X	X	
Kommunikations-fähigkeit	X		X		X
Kooperations-fähigkeit	X				X

Ablauf des Assessment Centers

Das gesamte Assessment Center dauert für die Kandidaten 1,5 Tage. Dabei ist zu bedenken, dass alle AC-Teilnehmer neben den genannten Übungen auch noch weitere Aufgaben erledigen müssen, die zur Auswahl der Sachbearbeiter dienen. An einem Durchlauf sind insgesamt acht bis zehn Bewerber, vier bis fünf Beobachter sowie ein Moderator und zwei Assistenten beteiligt. Das Beobachtergremium setzt sich aus zuvor geschulten Mitarbeitern der Organisation zusammen, wobei eine Mischung aus Mitarbeitern der Personalabteilung und anderen Aufgabenbereichen besteht. Der Moderator sowie die Assistenten gehören einer externen Organisation an.

Zu Beginn des Assessment Centers, am Morgen des ersten Tages, werden die Kandidaten durch den Moderator begrüßt und über die Grundzüge des weiteren Vorgehens informiert. Hierzu zählt auch eine Aufklärung über die Anforderungsdimensionen. Später wird vor jeder Übung mitgeteilt, welche der Dimensionen in der folgenden Übung relevant ist. Eine direkte Kommunikation zwischen den Kandidaten und den Beobachtern ist während des gesamten Assessment Centers nicht erlaubt. Als Ansprechpartner für die Teilnehmer fungieren ausschließlich die Assistenten sowie der Moderator.

Ein Rotationsplan legt fest, in welcher Übung welcher Kandidat von welchem Beobachter im Hinblick auf welche Anforderungsdimensionen beobachtet wird. Die Beobachter haben keinen Einfluss auf die Festlegung dieses Beobachterschlüssels. In Einzelübungen (Rollenspiel, Präsentation, Stegreifrede) wird grundsätzlich jeder AC-Teilnehmer von jedem Beobachter beurteilt. In der Gruppendiskussion ist dies praktisch nicht möglich, so dass jeder Beobachter für zwei Diskutanten zuständig ist.

Beobachtermaterialien

Die Beobachter dürfen sich vor der Beobachterkonferenz nicht über die Kandidaten austauschen. Vielmehr muss jeder für sich allein die vor ihm liegenden Materialien gewissenhaft durcharbeiten. Die Beobachtermaterialien für jede Übung bestehen aus drei Abschnitten. Im ersten Abschnitt wird die anstehende Übung kurz skizziert. Darüber hinaus erhält der Beobachter eine Kurzbeschreibung der zu beurteilenden Dimensionen. Während der erste Abschnitt vor der Übung gelesen wird, kommt der zweite im Verlaufe der Übung zum Einsatz. Es handelt sich um einen Protokollbogen, auf dem der Beobachter handschriftliche Aufzeichnungen zum Verhalten des Kandidaten anfertigt. Dabei ist bereits zwischen den relevanten Anforderungsdimensionen zu differenzieren. Der dritte und letzte Abschnitt dient der Bewertung des beobachteten Verhaltens. Hierbei helfen mehrere verhaltensverankerte Bewertungsskalen. Die Verhaltensanker sind übungsspezifisch und definieren, für welches Verhalten in der zuvor abgelaufenen Übung wie viele Punkte vergeben werden dürfen (vgl. Abb. 25). Nach jeder Übung haben die Beobachter ca. fünf Minuten Zeit, ihre Bewertung vorzunehmen. Anschließend sammelt der Moderator die Bewertungszettel ein und eröffnet die nächste Übung. Das Einsammeln der Bögen soll den Beobachtern dabei helfen, in jeder Übung möglichst unvoreingenommen ans Werk zu gehen. Da die bisherigen Aufzeichnungen ihm nicht mehr vorliegen, kann er auch nicht der Versuchung erliegen, zwischendurch die Konsistenz der Punktwertevergabe zu überprüfen.

Einfühlungsvermögen

1 ---------------------- 2 ---------------------- 3 ---------------------- 4 ---------------------- 5

ignoriert die Bedürfnisse seines Gegenübers	erfüllt die durch sein Gegenüber explizit genannten Bedürfnisse	erfüllt auch nicht explizit eingeforderte Bedürfnisse seines Gegenübers
bringt seinem Gegenüber Desinteresse entgegen	bringt seinem Gegenüber streckenweise Wertschätzung entgegen	bringt seinem Gegenüber durchgängig Wertschätzung entgegen

Auftreten

1 ---------------------- 2 ---------------------- 3 ---------------------- 4 ---------------------- 5

tritt seinem Gegenüber unsicher entgegen	tritt seinem Gegenüber zurückhaltend entgegen	tritt seinem Gegenüber selbstbewusst entgegen
tritt seinem Gegenüber unfreundlich und verschlossen entgegen	tritt seinem Gegenüber neutral und unverbindlich entgegen	tritt seinem Gegenüber freundlich und offen entgegen
verliert das Ziel aus den Augen	ist nur streckenweise zielorientiert	ist zielorientiert

Abbildung 25:
Verhaltensverankerte Bewertungsskalen

Das Assessment Center endet für die Kandidaten am Mittag des zweiten Tages. Nach einem gemeinsamen Mittagessen ziehen sich die Beobachter mitsamt dem Moderator zur Beobachterkonferenz zurück und tragen die Ergebnisse zusammen. Zunächst händigt der Moderator den Beobachtern die nach jeder Übung eingesammelten Bewertungsbögen wieder aus. Nun hat jeder Beobachter ausreichend Zeit, über alle eigenen Beobachtungen hinweg pro Kandidat und Anforderungsdimension einen zusammenfassenden Punktwert zu vergeben. In der sich anschließenden Beobachterkonferenz werden die einzelnen AC-Teilnehmer nacheinander besprochen. Pro Dimension sammelt der Moderator auf einer Overheadfolie die Punktwerte der Beobachter. Kommt es zwischen den Beobachtern zu abweichenden Einschätzungen – was nahezu immer der Fall ist –, tauschen die Beobachter ihre Argumente aus. Hierbei stellen insbesondere die handschriftlichen Aufzeichnungen eine wichtige Grundlage der Diskussion dar. Letztlich führt der Moderator ein Konsensurteil herbei, das erfahrungsgemäß meist dem Mittelwert der Einzelratings entspricht. Für acht Bewerber benötigt ein geübtes Beobachterteam insgesamt zwischen zwei bis vier Stunden, um alle Urteile zu fällen.

Unmittelbar vor der Integration der Befunde für einen einzelnen Kandidaten, einigen sich die Beobachter darauf, wer von ihnen dem Teilnehmer in einem Feedbackgespräch die Ergebnisse mitteilt. Der entsprechende Beobachter muss sich während der Beobachterkonferenz Notizen über die Beobachtungen seiner Kollegen machen, damit er die Punktvergabe später auch gegenüber dem Bewerber rechtfertigen kann. Das Feedbackgespräch findet in der Regel am darauffolgenden Tag statt. Dem Bewerber wird dabei das eigene Abschneiden im Vergleich zum Anforderungsprofil erklärt. Als besonders wichtig erweist sich dabei immer wieder die Begründung einzelner Punktwerte mittels ganz konkreter Beobachtungen aus den Übungen.

Evaluation

Nach Abschluss des Assessment Centers folgt eine statistische Analyse aller Bewertungsdaten. Im Zuge dieser Evaluation wird für jeden Beobachter ermittelt, welche Punktwerte er mit welcher Häufigkeit vergeben hat, ob die Bandbreite der Bewertungsskala ausgenutzt wurde bzw. ob Hinweise auf etwaige Tendenzen zur Milde oder Strenge vorliegen. Überdies wird die Beobachterübereinstimmung berechnet. Ca. drei Wochen nach dem AC treffen sich alle Funktionsträger und besprechen die Evaluationsbefunde. Dies ist auch der Zeitpunkt, zu dem über notwendige Veränderungen für das kommende Jahr nachgedacht wird. Die Veränderungen betreffen z. B. die Formulierung bestimmter Verhaltensanker oder die inhaltliche Ausgestaltung einzelner Übungen. Dabei kann man in manchen Jahren auf die Ergebnisse einer Befragung der Bewerber zurückgreifen. Abbildung 26 gibt einen Kurzfragebogen wieder, der jedem Bewerber unmittelbar nach jeder Übung ausgehändigt wird.

Fragen nach der ersten Übung (Gruppendiskussion)

	sehr schlecht						sehr gut
1) Was glauben Sie, wie gut haben Sie in der vorherigen Übung abgeschnitten?	1	2	3	4	5	6	7

	stimme gar nicht zu			unent-schie-den			stimme voll zu
2) Ich fühlte mich in der Übung ausreichend über die Anforderungen informiert.	1	2	3	4	5	6	7
3) In der Übung konnte ich meine Stärken gut zum Ausdruck bringen.	1	2	3	4	5	6	7
4) Ich glaube, dass man mit der Übung wichtige Informationen über die Bewerber erfassen kann.	1	2	3	4	5	6	7
5) Ich halte die Übung für ein gerechtes Verfahren zur Beurteilung der Bewerber.	1	2	3	4	5	6	7
6) Ich fühlte mich in der Übung ausreichend über die Rahmenbedingungen informiert.	1	2	3	4	5	6	7
7) Ich glaube, dass die Übung dazu geeignet ist, die zukünftigen Leistungen der Mitarbeiter zu prognostizieren.	1	2	3	4	5	6	7
8) Mein Abschneiden in der Übung hängt vor allem von mir selbst ab.	1	2	3	4	5	6	7
9) Die Übung hatte einen engen Bezug zum „wahren" Berufsleben.	1	2	3	4	5	6	7
10) Ich glaube, dass einzelne Bewerber sich in der Übung leicht viel besser darstellen können als sie tatsächlich sind.	1	2	3	4	5	6	7
11) Wenn ich allein zu entscheiden hätte, würde ich eine solche Übung im Assessment Center einsetzen.	1	2	3	4	5	6	7

Wodurch könnte man Ihrer Meinung nach die Übung noch verbessern?

Abbildung 26:
Fragebogen zur Übungsevaluation durch die AC-Teilnehmer

Insgesamt erweist sich das Assessment Center für das Kreditinstitut als sehr hilfreiches Instrument der Personaldiagnostik. Hierfür sprechen neben den mathematischen Evaluationen auch die subjektiven Rückmeldungen der Beobachter. Aus Sicht des Unternehmens ist dabei besonders erfreulich, dass bislang in keinem Fall eine Platzierung auf Grund mangelnder Kompetenzen des Kandidaten nachträglich korrigiert werden musste.

6.2 Ausblick

Die psychologische Forschung liefert zahlreiche Methoden und standardisierte Instrumente zur Messung sozialer Kompetenzen. Im Grunde genommen kann nahezu jede Forschungsmethode u. a. auch zur Erfassung sozialer Kompetenzen eingesetzt werden. Basis der Diagnose ist dabei meist das Sozialverhalten eines Menschen. Die Schlussfolgerung von dem Verhalten in einzelnen Situationen auf die zu Grunde liegenden Kompetenzen des Individuums wird erst möglich, wenn man über mehrere Interaktionen hinweg abstrahiert. Nur so lassen sich die verhaltensdeterminierenden Einflüsse der Situation von den Einflüssen der im Verborgenen liegenden Kompetenzen trennen. Die Wege, auf denen eine solche Abstraktion erfolgt, sind recht unterschiedlich. Im Zuge der Selbstbeschreibung werden dem Probanden z. B. mehrere Fragebogenitems vorgelegt, während man sich bei der Fremdbeobachtung das Sozialverhalten unmittelbar in mehreren Situationen anschaut.

Trennung von Personenmerkmalen und Einflüssen der Situation

Aus unserer Darstellung der zahlreichen Methoden und Instrumente ergeben sich mehrere Aufgaben für die Forschung und Praxis der Diagnostik sozialer Kompetenzen. Wir wollen sie abschließend kurz skizzieren.

Mangel an Grundlagenforschung

In der *Forschung* zeigt sich eine bemerkenswerte Diskrepanz zwischen der Menge der Publikationen, die sich mit dem Thema „Soziale Kompetenz“ beschäftigen und der Qualität des fundierten Grundlagenwissens. Auf der einen Seite gibt es unzählige Studien, die sich in der einen oder anderen Form mit sozialen Kompetenzen bzw. dem Sozialverhalten auseinandersetzen, während auf der anderen Seite bislang keine Einigkeit darüber erzielt werden konnte, welche Fähigkeiten und Fertigkeiten diesem Konzept im Besonderen zuzuordnen sind. Überdies wissen wir über die Entstehung sozial kompetenten Verhaltens nur wenig. Viel mehr wissen wir hingegen über die Entstehung sozial inkompetenten Verhaltens wie etwa Aggression oder soziale Ängstlichkeit. Was fehlt ist eine empirisch fundierte Rahmentheorie sozial kompetenten Verhaltens, die beide Probleme angeht (vgl. Kanning, 2002c). Eine Basis hierfür könnte die Handlungstheorie liefern, die jedoch sehr viel stärker präzisiert werden

Handlungstheorie als Rahmentheorie

muss als dies allgemein bei bestehenden handlungstheoretischen Modellen sozialer Kompetenz der Fall ist (vgl. Argyle, 1969; Hinsch & Pfingsten 2002).

Entwicklung eines multidimensionalen Instrumentes

Neben der Theorie ist die Entwicklung eines multidimensionalen Instruments zur Messung allgemeiner sozialer Kompetenzen vonnöten. Dabei dürfen die Dimensionen selbstverständlich nicht allein vor dem Hintergrund von Plausibilitätsannahmen definiert werden (vgl. Kapitel 1). Wichtig ist vielmehr eine empirische Herleitung grundlegender Dimensionen (vgl. Kanning 2002a). Ein solches Instrument würde zweierlei Aufgaben verfolgen: Es würde als Diagnostikum der Anwendungspraxis zur Verfügung stehen und gleichzeitig die Forschung kanalisieren. Der zuletzt angesprochene Effekt ist nicht zu unterschätzen. Hat sich erst einmal ein Messinstrument in der Forschung etabliert, so steigert dies enorm die Vergleichbarkeit vieler Forschungsbefunde. Dies wiederum forciert den Erkenntnisgewinn der Forschung.

diagnostische Fachkompetenz ist wichtig

Für die diagnostische *Praxis* bringt die Vielzahl der vorhandenen Methoden und Messinstrumente Vor- und Nachteile mit sich. Der wichtigste Nachteil besteht darin, dass man nicht einfach auf ein etabliertes Instrument zur Messung der sozialen Kompetenz zurückgreifen kann. Hierin liegt aber eigentlich auch schon wieder ein Vorteil: Der Diagnostiker ist gezwungen, sich intensiv mit der Frage auseinander zu setzen, welche Kompetenzen im konkreten Falle wirklich interessieren. Nicht selten wird er das Messinstrument selbst konzipieren, also z. B. ein Interview entwickeln, ein Tagebuch konstruieren oder Materialien für eine systematische Verhaltensbeobachtung erstellen. Dies wiederum setzt ein gehöriges Maß an methodischem Know-how voraus. „So nebenbei“ lässt sich eine seriöse Diagnose sozialer Kompetenzen mithin nicht erledigen. Im klinischen Anwendungssektor dürfte dies im Prinzip kein Problem darstellen, da hier viele Psychologen am Werke sind, die über die nötige Grundausbildung verfügen. Im Bereich der Personaldiagnostik sieht dies deutlich anders aus. Die allermeisten Verfahren werden von Nicht-Psychologen entwickelt und durchgeführt. Selbst grundlegende Prinzipien der Diagnostik bleiben dabei viel zu oft unberücksichtigt. Hier ist noch viel Entwicklungsarbeit zu leisten.

Diagnostik allgemeiner und spezifischer Kompetenzen

In vielen Anwendungskontexten dürfte eine zweigleisige Diagnostik interessant sein. Dabei würde man sowohl allgemeine als auch (bereichs-) spezifische soziale Kompetenzen erfassen. Im personaldiagnostischen Kontext liefert das Wissen um allgemeine soziale Kompetenzen Hinweise auf ein unspezifisches Entwicklungspotential der Mitarbeiter oder Bewerber, das es ggf. zu entwickeln gilt. Die Ausprägung berufsspezifischer Kompetenzen gibt demgegenüber Aufschluss darüber, inwieweit eine Person schon heute bestimmte Anforderungen, die ein Arbeitsplatz an sie stellt, erfüllen kann.

Je nach Anwendungskontext muss sich der Diagnostiker Gedanken darüber machen, inwieweit die Messung durch die Tendenz zur sozial erwünschten Selbstdarstellung beeinträchtigt werden kann. Das Problem stellt sich in der Klinischen Psychologie allerdings weitaus weniger als in der Organisationspsychologie. Mehr noch, die Fähigkeit zur sozial erwünschten Selbstdarstellung kann ihrerseits auch als soziale Kompetenz begriffen werden. Wer in der Lage ist, sich vorteilhaft zu präsentieren, kann sich in andere Menschen hineindenken, soziale Prozesse verstehen und darüber hinaus auch sein eigenes Verhalten zielgerichtet steuern. Will man dennoch die Tendenz zur sozial erwünschten Selbstdarstellung kontrollieren bzw. messen, so stellt die Psychologie hierzu viele Optionen bereit (z. B. Kontrollskalen). Auffällig ist, dass standardisierte Fragebogeninstrumente – von sehr wenigen Ausnahmen einmal abgesehen – fast nie entsprechende Kontrollskalen beinhalten.

Problem sozial erwünschten Antwortverhaltens

Wurde ein eigenes Instrument entwickelt, so ist eine Evaluation unabdingbar. Niemand, auch nicht der begabteste Diagnostiker, ist in der Lage, aus dem Stegreif heraus ein perfektes Instrument zu konzipieren. Selbst dann, wenn man beispielsweise alle grundlegenden Konstruktionsregeln des Assessment Centers bedacht hat, wird man bei der Durchführung eines konkreten ACs Erfahrungen sammeln, die der Optimierung des Vorgehens dienen können. Man wird sehen, ob die Instruktionen für die Bewerber verständlich genug formuliert waren, ob die verhaltensverankerten Beurteilungsskalen in allen Übungen reibungslos genutzt werden konnten oder ob die vorgegebene Übungsdauer dem Selbstdarstellungsdrang der Kandidaten Genüge leisten konnte. Analog verhält es sich mit Interviews, Tagebüchern, Rollenspielen etc. Zur Evaluation sollte man sowohl die Anwender als auch die Probanden befragen. Überdies ergibt sich meist auch die Möglichkeit zur mathematischen Analyse der Reliabilität und Validität. Bei Fremdbeobachtungsinstrumenten könnte man z. B. die Beobachterübereinstimmung berechnen.

Evaluation ist unabdingbar

Zusammenfassend betrachtet stellt sich der Status quo der Diagnostik sozialer Kompetenzen folgendermaßen dar: Auf der einen Seite gibt es noch viel zu tun, will man eines Tages von einer kohärenten Grundlagenforschung und Angewandten Psychologie der sozialen Kompetenz sprechen. Auf der anderen Seite gibt es keinen Grund zum Verzagen. Schon heute stellt die Psychologie eine Fülle von diagnostischen Optionen bereit, die der methodisch versierte Anwender in der Praxis nutzenbringend einsetzen kann.

Literatur

Achtnich, M. (1992). *Berufsbilder-Test (BBT).* Bern: Huber.

Allport, G. H., Vernon, P. E. & Lindzey, G. (1972). *Werteinstellungs-Test („Study of Values").* Bern: Huber.

Amelang, M. & Bartussek, D. (1970). Untersuchungen zur Validität einer neuen Lügen-Skala. *Diagnostica, 16,* 103–122.

Anbar, M. & Raulin, M. (1994). Psychological assessment using simulations with unrestricted natural language input. *Journal of Educational Computing Research, 11,* 339–346.

Argyle, M. (1969). *Social interaction.* London: Methuen.

Asendorpf, J. B. & Wilpers, S. (1999). KIT: Kontrolliertes Interaktionstagebuch zur Erfassung sozialer Interaktionen, Beziehungen und Persönlichkeitseigenschaften. *Diagnostica, 2,* 82–94.

Athur, W. Jr., Woehr, D. J. & Maldegen, R. (2000). Convergent and discriminant validity of assessment center dimensions: A conceptual and empirical reaxamination of the assessment center construct-related validity paradox. *Journal of Management, 26,* 813–835.

Averbeek, M., Leiberich, P., Grote-Kusch, M.-T., Olberich, E., Schröder, A., Brieger, M. & Schumacher, K. (1997). *Skalen zur Erfassung der Lebensqualität (SEL).* Frankfurt: Swets.

Bastians, F. & Runde, B. (2002). Instrumente zur Messung sozialer Kompetenzen. *Zeitschrift für Psychologie, 210,* 186–196.

Bastine, R. (1977). *Fragebogen zur Direktiven Einstellung (FDE).* Göttingen: Hogrefe.

Baumann, U., Laireiter, A. & Thiele, C. (1994). Erfassung interpersoneller Beziehungen mittels Tagebuchmethode. In D. Bartussek & M. Amelang (Hrsg.), *Fortschritte der Differentiellen Psychologie und Psychologischen Diagnostik* (S. 365–375). Göttingen: Hogrefe.

Baumann, U., Thiele, C., Laireiter, A. R. & Krebs, A. (1996). Computer-assisted interaction diary on social networks, social support, and interpersonal strain. In J. Fahrenberg & M. Myrtek (Eds.), *Ambulatory assessment: Computer-assisted psycholgical and psychophysiological methods in monitoring and field Studies* (pp. 69–83). Göttingen: Hogrefe & Huber.

Baumgärtel, F. (1979). *Hamburger Erziehungsverhaltensliste für Mütter (HAMEL).* Göttingen: Hogrefe.

Becker, R. E. & Heimberg, R. G. (1988). Assessment of social skills. In A. Bellack & M. Hersen (Eds.), *Behavioral assessment* (pp. 365–395). Oxford: Pergamon Press.

Becker, T. E. & Colquitt, A.L. (1992). Potenzial versus actual faking of a biodata form: An analysis along severar dimension of item type. *Personnel Psychology, 45,* 389–406.

Becker, P. (1997). *Interaktions-Angst-Fragebogen (IAF).* Göttingen: Beltz.

Beckmann, D., Brähler, E. & Richter, H.-E. (1991). *Gießen-Test (GT).* Bern: Huber.

Behzadi, B. (1983). *Unsicherheitsfragebogen (UFB).* Berlin: Psychodiagnostisches Zentrum.

Benson, P. G., Buckley, M. R. & Hall, S. (1988). The impact of rating scale format on rater accuracy: An Evaluation of the mixed standard scale. *Journal of Management, 14,* 415–423.

Bergmann, C. & Eder, F. (1999). *Allgemeiner Interessen-Struktur-Test (AIST) Umwelt-Struktur-Test (UST).* Weinheim: Beltz.

Bernardin, H. J. & Beatty, R.W. (1984). *Performance appraisal: Assessing human behaviour at work.* Boston: Kent.

Borkenau, P. & Ostendorf, F. (1993). *NEO-Fünf-Faktoren-Inventar (NEO-FFI).* Göttingen: Hogrefe.

Bortz, J. & Döring, N. (1995). *Forschungsmethoden und Evaluation für Sozialwissenschaftler. (2. Aufl.).* Berlin: Springer.

Brackwede, D. (1980). Das Bogus-Pipeline-Paradigma: Eine Übersicht über bisherige experimentelle Ergebnisse. *Zeitschrift für Sozialpsychologie, 11,* 50–59.

Brähler, E. & Brähler, C. (1993). *Paardiagnostik mit dem Gießen-Test.* Bern: Huber.

Brähler, E., Holling, H., Leutner, F. & Petermann, F. (2002). *Brickenkamp Handbuch psychologischer und pädagogischer Tests (Bd. 1 & 2).* Göttingen: Hogrefe.

Brähler, E., Schumacher, J. & Strauß, B. (2002). *Diagnostische Verfahren in der Psychotherapie.* Göttingen: Hogrefe.

Bramdt, I. & Sticker, E. J. (2000). *Griffiths Entwicklungsskalen (GES).* Göttingen: Beltz.

Brodbeck, F., Anderson, N. & West, M. (2000). *Teamklima-Inventar.* Göttingen: Hogrefe.

Buck, R. (1976). A test of nonverbal receiving ability: Preliminary studies. *Human Communications Research, 2,* 162–171.

Buggle, F. & Baumgärtel, F. (1975). *Hamburger Neurotizismus- und Extraversionsskala für Kinder und Jugendliche (HANES, KJ).* Göttingen: Hogrefe.

Buhrmeister, D. (1996). Need fulfillment, interpersonal competence, and the development contexts of early adolescent friendship. In W. M. Bukowski, A. F. Newcomb & W. W. Hartup (Eds.), *The company they keep. Friendship in childhood and adolescence* (pp. 158–185). Cambridge: Cambridge University Press.

Buhrmeister, D., Furman, W., Wittenberg, M. T. & Reis, H. T. (1988). Five domains of interpersonal competence in peer relationships. *Journal of Personality and Social Psychology, 55,* 991–1008.

Campbell, D. T. & Fiske, D. W. (1959). Convergent and discriminant validation by the multitrait-multimethod matrix. *Psychological Bulletin, 56,* 81–105.

Champion, C. H., Green, S. B. & Sauser, W. I. Jr. (1988). Development and evaluation of shortcut-derived behaviorally anchored rating scales. *Educational and Psychological Measurement, 48,* 29–41.

Chan, D. & Schmitt, N. (1997). Video-based versus paper-and-pencil method of assessment in situational judgment tests: Subgroup differences in test performance and face validity perceptions. *Journal of Applied Psychology, 82,* 143–159.

Cattell, R. B. (1965). *The scientific analysis of personality.* Harmondsworth: Penguin.

Cantor, N. & Harlow, R. E. (1994). Social intelligence and personality: Flexible life task pursuit. In R. J. Sternberg & P. Ruzgis (Eds.), *Personality and Intelligence* (pp. 137–168). Cambridge: Cambridge University Press.

Christiansen, N. D., Goffin, R. D., Johnston, N. G. & Rothstein, M. G. (1994). Correcting the 16PF for faking: Effects on criterion-related validity and individual hiring decisions. *Personnel Psychology, 47,* 847–860.

Cierpka, M. & Frevert, G. (1994). *Familienbögen – ein Inventar zur Einschätzung von Familienfunktionen (FB).* Göttingen: Hogrefe.

Crowne, D. P. & Marlowe, D. (1960). A new scale of social desirability independent of psychopathology. *Journal of Consulting Psychology, 24,* 249–354.

Dalessio, A. T. (1994). Predicting insurance agent turnover using a video-based situational judgment test. *Journal of Business and Psychology, 9,* 23–33.

Dehmelt, P., Kuhnertund, W. & Zinn, A. (1993). *Diagnostischer Elternfragebogen (DEF).* Göttingen: Beltz.

Deneke, F.-W. & Hilgenstock, B. (1989). *Narzissmusinventar (NI).* Bern: Huber.

Deusinger, I. M. (1987). *Frankfurter Selbstkonzeptskalen (FSKN).* Göttingen: Hogrefe.

Dickenberger, D., Holtz, S. & Gniech, G. (1978). Bedürfnis nach sozialer Anerkennung: Validierung der „Marlowe-Crowne Social Desirability Scale" über ein Konzept individuell relevanter Gruppen. *Diagnostica, 1,* 24–38.

Diemand, A. & Schuler, H. (1991). Sozial erwünschtes Verhalten in eignungsdiagnostischen Situationen. In. H. Schuler & U. Funke (Hrsg.), *Eignungsdiagnostik in Forschung und Praxis* (S. 242–248). Göttingen: Hogrefe.

Diemand, A. & Schuler, H. (1998). Wirksamkeit von Selbstdarstellungsvariablen im Rahmen der prognostischen Validierung eines Potenzialanalyseverfahrens. *Zeitschrift für Arbeits- und Organisationspsychologie, 42,* 134–146.

Dodge, K. A. (1985). Facets of Social interaction and the assessment of social competence in children. In B. H. Schneider, K. H. Rubin & J. E. Ledingham (Eds.), *Children's peer relations: Assessment and Intervention* (pp. 3–22). New York: Springer.

Döpfner, M., Berner, W., Fleischmann, T. & Schmidt, M. (1993). *Verhaltensbeschreibungsbogen für Vorschulkinder (VBV 3–6).* Weinheim: Beltz.

Döpfner, M. & Lehmkuhl, G. (1998). *Diagnostik-System für psychische Störungen im Kindes- und Jugendalter nach ICD-10 und DSM-IV (DISYPS-KJ).* Bern: Huber.

Döpfner, M., Schlüter, S. & Rey, E.-R. (1981). Evaluation eines sozialen Kompetenztrainings für selbstunsichere Kinder im Alter von neun bis zwölf Jahren: Ein Therapievergleich. *Zeitschrift für Kinder- und Jugendpsychiatrie, 9,* 233–252.

Döpfner, M., Schürmann, S. & Frölich, J. (2000). *Therapieprogramm für Kinder mit hyperkinetischem und oppositionellem Problemverhalten THOP* (2. korr. Aufl.). Weinheim: Beltz.

Dörner, D. (1989). *Die Logik des Mißlingens: Strategisches Denken in komplexen Situationen.* Reinbek: Rowohlt.

DuBois, D. L. & Felner, R. D. (1996). The quadripartite model of social competence. In M. A. Reinecke, F. M. Dattilio & A. Freeman (Eds.), *Cognitive therapy with children and adolescents* (pp. 124–152). New York: Guilford.

Eder, F. (1998). *Linzer Fragebogen zum Schul- und Klassenklima für die 8.–13. Klasse (LFSK 8–13).* Göttingen: Hogrefe.

Eder, F. & Mayr, J. (2000). *Linzer Fragebogen zum Schul- und Klassenklima für die 4.–8. Klassenstufe (LFSK 4–8).* Göttingen: Hogrefe.

Edwards, A. L. (1953). *Edwards personal preference schedule.* New York: Psychological Corporation.

Ehlers, B., Ehlersund, T. & Makus, H. (1978). *Marburger Verhaltensliste (MVL).* Göttingen: Hogrefe.

Ellingson, J. E., Sackett, P. R. & Hough, L. M. (1999). Social desirability comparisons in personality measurement: issues of applicant comparison and construct validity. *Journal of Applied Psychology, 84,* 155–166.

Engel, R. R., Knab, B. & Dolbhoff-Thun, C.v. (1983). *Stationsbeurteilungsbogen (SBB).* Weinheim: Beltz.

Etzel, S. (1999). *Multimediale, computergestützte diagnostische Verfahren: Neue Perspektiven für die Managementdiagnostik.* Aachen: Shaker.

Etzel, S. (2002). *Pro facts.* Göttingen: Hogrefe.

Eysenck, H. J. (1983). *Eysenck-Persönlichkeits-Inventar.* Göttingen: Hogrefe.

Eysenck, H. J., Wilson, C. D. & Jackson, C. J. (1998). *Eysenck Personality Profiler (EPP-D).* Frankfurt: Sweets.

Fahrenberg, J., Hample, R. & Selg, H. (1999). *Das Freiburger Persönlichkeitsinventar (FPI-R).* Göttingen: Hogrefe.

Feltham, R. (1988). Assessment center decision making: Judgemental vs. mechanical. *Journal of Occupational Psychology, 61,* 237–241.

Fennekels, G. P. (1995). *Qualitative Führungsstilanalyse (QFA).* Göttingen: Hogrefe.

Fennekels, G. P. (1999). *Multidirektionales Feedback – MDF.* Göttingen: Hogrefe.

Fennekels, G. P. & D´Souza, S. (1999). *Managementfallstudien (MFA).* Göttingen: Hogrefe.

Fisseni, H. J. & Fennekels, G. (1995). *Das Assessment Center.* Göttingen: Verlag für Angewandte Psychologie.

Fliegel, S., Groeger, W. M., Künzel, R., Schulte, D. & Sorgatz, H. (1998). *Verhaltenstherapeutische Standardmethoden* (4. Aufl.). Weinheim: Psychologie Verlags Union.

Ford, M. E. (1985). The concept of competence: Themes and variations. In H. A. Marlowe & R. B. Weinberg (Eds.), *Competence development.* (pp. 3–49). Springfield: Thomas Publishers.

Franke, G. H. (2000). *Brief Symptom Inventory (BSI).* Göttingen: Beltz.

Friedrichs, J. (1985). *Methoden der empirischen Sozialforschung.* Opladen: Westdeutscher Verlag.

Fröse, S., Mölders, R. & Wallrodt, W. (1988). *Kieler Einschulungsverfahren (KEV).* Weinheim: Beltz.

Funke, U. (1993). Computergestützte Eignungsdiagnostik mit komplexen dynamischen Szenarios. *Zeitschrift für Arbeits- und Organisationspsychologie, 37,* 109–129.

Fydrich, T. (in Vorb.). *Soziale Phobie und Angst Inventar.* Göttingen: Hogrefe.

Fydrich, T., Sommer, G. & Brähler, E. (in Vorb.). *Fragebogen zur Sozialen Unterstützung (F-soU).* Göttingen: Hogrefe.

Gaugler, B. B. & Thornton, G. C. III (1989). Number of assessment Center dimensions as a determinant of assessor accurary. *Journal of Applied Psychology, 74,* 611–618.

Gaugler, B. B., Rosenthal, D. B., Thornton, G. C. III & Bentson, C. (1987). Meta-analysis of assessment Center validity. *Journal of Applied Psychology, 72,* 493–511.

Geißler, J. (1995). *Szenische Medien.* Göttingen: Hogrefe.

Goldfried, M. R. & D'Zurilla, T. J. (1969). A behavioral-analytic model for assessing competence. In C.D. Spielberger (Ed.), *Current topics in clinical and community psychology,* Vol. 1. (pp. 151–196). New York: Academic Press.

Goffin, R.D. & Woods, D. (1995). Using personality testing for personnel selection: Faking and test-taking induction. *International Journal of Selection and Assessment, 3,* 227–236.

Goleman, D. (1995). *Emotional intelligence: Why it can matter more than IQ.* New York: Bantam.

Greenwald, A.G. & Breckler, S.J. (1985). To whom is the self presented? In B.R. Schlenker (Ed.), *The self and social life* (pp. 126–145). New York: McGraw-Hill.

Greif, S. (1987). Soziale Kompetenzen. In D. Frey & S. Greif (Hrsg.), *Sozialpsychologie. Ein Handbuch in Schlüsselbegriffen* (S. 312–320). München: Psychologie Verlags Union.

Gresham, F.M. (1986). Conceptual issues in the assessment of social competence in children. In P.S. Strain, M.J. Guralnick & H.M. Walker (Eds.), *Children's social behavior* (pp. 143–179). New York: Academic Press.

Guogh, H.G. (1982). *Deutscher CPI (California Psychological Inventory).* Bern: Huber.

Gutjahr, W. (1986). *Erzieherfragebogen (EFB).* Berlin PDZ.

Haeberlin, U., Moser, U., Bless, G. & Klaghofer, R. (1989). *Fragebogen zur Erfassung von Dimensionen der Integration von Schülern (FDI 4–6).* Bern: Haupt.

Hänsgen, K.-D. (1991). *Berliner Verfahren zur Neurosendiagnostik (BVND).* Göttingen: Hogrefe.

Hänsgen, K.-D. (2000). *Hogrefe TestSystem.* Göttingen: Hogrefe.

Hahlweg, K. (1996). *Fragebogen zur Partnerschaftsdiagnostik (FDP).* Göttingen: Hogrefe.

Hampel, P., Petermann, F. & Dickow, B. (2001). *Stressverarbeitungsfragebogen von Janke und Erdmann angepasst für Kinder und Jugendliche (SVF-KJ).* Göttingen: Hogrefe.

Harris, M.M. & Schaubroeck, J. (1988). A meta-analysis of self-supervisor, self-peer, and peer-supervisor ratings. *Personnel Psychology, 41,* 43–62.

Hathaway, S.R., McKinley, J.C. & Engel, R.E. (Hrsg.). (2000). *MMPI-2 Minnesota Multiphasic Personality Inventory.* Bern: Huber.

Heider, F. (1958). *The psychology of interpersonal relations.* New York: Wiley.

Hehl, F.-J. & Wirsching, M. (1983). *Psychosomatischer Einstellungs-Fragebogen (PEF).* Göttingen: Hogrefe.

Hennessy, J., Mabey, B. & Warr, P. (1998). Assessment center observation procedure: An experimental comparison of traditionl, checklist and coding methods. *International Journal of Selection and Assessment, 6,* 222–231.

Herrmann, T. (1969). *Lehrbuch der empirischen Persönlichkeitsforschung.* Göttingen: Hogrefe.

Hinsch, R. & Pfingsten, U. (2002). *Gruppentraining sozialer Kompetenzen (GSK): Grundlagen, Durchführung, Materialien.* Weinheim: Beltz.

Höft, S. & Funke, B. (2001). Simulationsorientierte Verfahren der Personalauswahl. In H. Schuler (Hrsg.), *Lehrbuch der Personalpsychologie* (S. 135–173). Göttingen: Hogrefe.

Hofmann, K. & Kubinger, K.D. (2001). Herkömmliche Persönlichkeitsfragebogen und objektive Persönlichkeitstests im „Wettstreit" um (Un-)Verfälschbarkeit. *Report Psychologie, 26,* 298–304.

Holling, H. & Kanning, U.P. (1999). *Hochbegabung: Forschungsergebnisse und Förderungsmöglichkeiten.* Göttingen: Hogrefe.

Holtgraves, T., Eck, J. & Lasky, B. (1997). Face management, question wording, and social desirability. *Journal of Applied Social Psychology, 27,* 1650–1671.

Hornke, L. F., Schiff, B. & Hausen, C. (1991). Psychologische Diagnose des Sozial- bzw. Führungsverhaltens anhand videogestützt präsentierter Situationen. In H. Schuler & U. Funke (Hrsg.), *Eignungsdiagnostik in Forschung und Praxis* (S. 172–174). Göttingen: Hogrefe.

Horowitz, L. M., Strauß, B. & Kordy, H. (2000). *Inventar zur Erfassung interpersonaler Probleme (IIP-D).* Weinheim: Beltz.

Hossiep, R. & Paschen, M. (1998). *Bochumer Inventar zur Berufsbezogenen Persönlichkeitsbeschreibung (BIP).* Göttingen: Hogrefe.

Husslein, E. (1978). *Schulangst-Test (SAT).* Göttingen: Hogrefe.

Ingenkamp, K. (1991). *Beurteilungsbogen für Erzieherinnen zur Diagnose der Schulfähigkeit (BEDS).* Weinheim: Beltz.

Jäger, R. S., Lischer, S., Münster, B. & Ritz, B. (1976). *Biographisches Inventar zur Diagnose von Verhaltensstörungen (BIV).* Göttingen: Hogrefe.

Janke, W., Erdmann, G., Kallus, K. W. & Boucsein, W. (1997). *Stressverarbeitungsfragebogen (SVF120).* Göttingen: Hogrefe.

Janker, P. & Merklinger, W. (1988). *Alkoholismus und soziale Kompetenz.* Frankfurt a. M.: Lang.

Janowski, A., Fitkau, B. & Rauer, W. (1981). *Beurteilungshilfen für den Lehrer (BFL).* Braunschweig: Westermann.

Joerger, K. (1981). *Gruppentest für die Soziale Einstellung (SET).* Göttingen: Hogrefe.

Jones, E. E. & Sigall, H. (1971). The bogus pipeline: A new paradigm for measuring affect and attitide. *Psychological Bulletin, 76,* 349–364.

Jung, E., Krumm, B., Biehl, H., Maurer, K. & Bauer-Schubart, C. (1989). *Mannheimer Skala zur Einschätzung sozialer Behinderungen (DAS-M).* Weinheim: Beltz.

Jung, P. (1980). *Zusammenhang zwischen dem Konstrukt der sozialen Intelligenz, Meinungskonformität und Rollenerwartung in Gruppen: Ein Beitrag zum Konstruktproblem der sozialen Intelligenz.* Unveröffentlichte Dissertation: Universität des Saarlandes.

Kanning, U. P. (1999). *Die Psychologie der Personenbeurteilung.* Göttingen: Hogrefe.

Kanning, U. P. (2000). *Selbstwertmanagement: Die Psychologie des selbstwertdienlichen Verhaltens.* Göttingen: Hogrefe.

Kanning, U. P. (2001). *Psychologie für die Praxis: Perspektiven einer nützlichen Forschung und Ausbildung.* Göttingen: Hogrefe.

Kanning, U. P. (2002a). Soziale Kompetenzen von Polizeibeamten. *Polizei und Wissenschaft, 3,* 18–30.

Kanning, U. P. (2002b). Tipps für die Anwendung nicht standardisierter Methoden. In U. P. Kanning & H. Holling (Hrsg.), *Handbuch personaldiagnostischer Instrumente* (S. 493–543). Göttingen: Hogrefe.

Kanning, U. P. (2002c). Soziale Kompetenz – Definition, Strukturen und Prozesse. *Zeitschrift für Psychologie, 210,* 154–163.

Kanning, U. P., Hofer, S. & Schulze Willbrenning, B. (in Vorb.). *Trainingsmodule zur objektivierten Personenbeurteilung (TOP).*

Kanning, U. P. & Holling, H. (2002a). *Entwicklung eines computergestützten Personalauswahlverfahrens zur Messung sozialer Kompetenzen.* Beitrag auf dem 43. Kongress der Deutschen Gesellschaft für Psychologie in Berlin, 2002.

Kanning, U. P. & Holling, H. (Hrsg.). (2002b). *Handbuch personaldiagnostischer Instrumente.* Göttingen: Hogrefe.

Kanning, U. P. & Holling, H. (in Vorbereitung). *Studien und Normierung zur deutschen Fassung des „Interpersonell Competence Questionnaire".*

Kanning, U. P. & Limpächer, S. (2002). Beobachten will gelernt sein: Training für AC-Beobachter der DaimlerChrysler AG. *Management und Training, 4/2002,* 14–17.

Kasielke, E. & Hänsgen, K.-D. (1982). *Beschwerden-Erfassungsbogen (BEB).* Göttingen: Hogrefe.

Kastner-Koller, U. & Deimann, P. (1998). *Wiener Entwicklungstest (WET).* Göttingen: Hogrefe.

Kauffeld, S. (im Druck). *Fragebogen zur Arbeit im Team (FAT).* Göttingen: Hogrefe.

Kauffeld, S., Grote, S. & Frieling, E. (2000). Die Diagnose beruflicher Handlungskompetenz – Das Kassler-Kompetenz-Raster. In Geißler, K.-H. (Hrsg.), *Handbuch Personalentwicklung* (S. 1–22). Köln: Verlagsgruppe Deutscher Wirtschaftsdienst.

Keating, D. P. (1978). A Search for Social Intelligence. *Journal of Educational Psychology, 70,* 218–223.

Kessler, J., Ehlen, P., Halber, M. & Bruckbauer, T. (1999). *Namen-Gesichter-Assoziationstest (NGA).* Göttingen: Hogrefe.

Kleinmann, M. (1997). *Assessment Center.* Göttingen: Verlag für Angewandte Psychologie.

Kleinmann, M., Exeler, C., Kuptsch, C. & Köller, O. (1995). Unabhängigkeit und Beobachtbarkeit von Anforderungsdimensionen im Assessment Center als Moderator der Konstruktvalidität. *Zeitschrift für Arbeits- und Organisationspsychologie, 39,* 22–28.

Krampen, G. (1991). *Fragebogen zu Kompetenz- und Kontrollüberzeugungen (FKK).* Göttingen: Hogrefe.

Krohne, H. W. & Pulsack, A. (1995). *Erziehungsstil-Inventar (ESI).* Göttingen: Beltz.

Kubinger, K. D. & Wurst, E. (1985). *Adaptives Intelligenz Diagnostikum (AID).* Weinheim: Beltz.

Kuptsch, C., Kleinmann, M. & Köller, O. (1998). The chameleon effect in assessment centers: The influence of cross-situational behavior consistency on the convergent validity of assessment Centers. *Journal of Social Behavior and Personality, 13,* 103–116.

Laireiter, A. R. & Thiele, C. (1995). Psychologische Soziodiagnostik: Tagebuchverfahren zur Erfassung sozialer Beziehungen, sozialer Interaktionen und sozialer Unterstützung. *Zeitschrift für Differentielle und Diagnostische Psychologie, 16,* 125–151.

Lammers, F. & Frankenfeld, V. (1999). Effekte gezielter Antwortstrategien bei einem Persönlichkeitsfragebogen mit „forced-choice"-Format. *Diagnostica, 45,* 65–68.

Lance, C. E., Newbolt, W. H., Gatewood, R. D., Foster, M. R., French, N. R. & Smith, D. E. (2000). Assessment center exercise factors cross-situational specifity, not method bias. *Human Performance, 13,* 323–353.

Latham, G. P., Saari, L. M., Pursell, E. D. & Campion, M. A. (1980). The situational interview. *Journal of Applied Psychology, 65,* 422–427.

Latham, G. P. & Wexley, K. N. (1977). Behavioral observation scales for performance apraised purposes. *Personell Psychology, 30,* 255–268.

Leary, M. R. (1995). *Self-presentation: Impression management and interpersonal behavior.* Madison Wis.: Brown & Benchmark.

Leisten, K. (2002). *Informationsverarbeitung im Assessment Center in Abhängigkeit von der kognitiven Belastung der Beobachter.* Unveröffentlichte Diplomarbeit Universität Münster.

Lievens, F. (1998). Factors which improve the construct validity of assessment Centers: A review. *International Journal of Selection and Assessment, 6,* 141–152.

Littig, K. E. & Saldern, M.v. (1989). *Fragebogen Kooperation und Wettbewerb (FKW 4–8).* Weinheim: Beltz.

Manz, R. (1998). *Fragebogen für körperliche, psychische und soziale Symptome (KÖPS).* Frankfurt: Swets.

Marcus, B. & Schuler, H. (2001). Leistungsbeurteilung. In H. Schuler (Hrsg.), *Lehrbuch der Personalpsychologie* (S. 397–431). Göttingen: Hogrefe.

Margraf, J. (1994). *Diagnostisches Kurz-Interview bei psychischen Störungen (MINI-DIPS).* Berlin: Springer.

Margraf, J., Schneider, S. & Ehlers, A. (1994). *Diagnostisches Interview bei psychischen Störungen (DPS).* Berlin: Springer.

Marggraf, C. (1995). *Soziale Kompetenz und Innovation.* Frankfurt a. M.: Lang.

Marlowe, H. A. (1985). Competence: A Social intelligence Perspective. In H. A. Marlow & R. B. Weinberg (Eds.), *Competence Development* (pp. 50–82). Springfield: Thomas.

Marlowe, H. A. (1986). Social intelligence: Evidence for multidimensionality and construct independence. *Journal of Educational Psychology, 78,* 52–58.

Masendorf, F., Tücke, M., Kretschmann, R. & Bartam, M. (1976). *Dortmunder Skala zur Erfassung von Lehrerverhalten durch Schüler (DSL).* Braunschweig: Westermann.

Mattejat, F. & Scholz, M. (1994). *Das Subjektive Familienbild – Leipzig-Marburger Familientest (SFB).* Göttingen: Hogrefe.

McConnel, S. R. & Odom, S. L. (1986). Sociometrics: Peer-referenced measures and the assessment of social competence. In P. S. Strain, M. J. Gurlanick & H. M. Walker (Eds.), *Children's social behavior* (pp. 215–284). Orlando: Academic Press.

Meehl, P. E. (1954). *Clinical versus statistical prediction: A theoretical and statistical analysis and a review of the evidence.* Minneapolis: University of Minnesota Press.

Meijer, R. R. & Nering, M.L. (1999), Computerized adaptive testing: Overview and Introduction. *Applied psychological Measurement, 23,* 187–194.

Mombour, W., Zaudig, M., Berger, P., Goutierrez, K., Berner, W., Cranach, M. v., Giglhuber, O. & Bose, M. v. (Hrsg.). (1996). *International Personality Disorder Examination (IPDE).* Bern: Huber.

Moser, K., Galais, N. & Kuhn, K. (1999). Selbstdarstellungstendenzen und beruflicher Erfolg selbstständiger Handelsvertreter. In L. v. Rosenstiel & T. Lang-von Wins (Hrsg.), *Existenzgründung und Unternehmertum* (S. 181–195). Stuttgart: Schäffer-Poeschel.

Moss, F. A., Hunt, T., Omwake, K. T. & Ronning, M. M. (1927). *Social Intelligence Test.* Washington: Center for Psychological Service.

Motowidlo, S. J., Dunnette, M. D. & Carter, G. W. (1990). An alternative selection procedure: The low-fidelity simulation. *Journal of Applied Psychology, 75,* 640–647.

Müller, R. (1980). *Diagnostisches Soziogramm (DSO).* Braunschweig: Westermann.

Mummendey, H. D. (1995). *Psychologie der Selbstdarstellung.* Göttingen: Hogrefe.

Mummendey, H. D. (1999). *Die Fragebogenmethode.* Göttingen: Hogrefe.

Murray, H. A. (1991). *Thematischer Apperzeptionstest (TAT).* Cambridge: Harvard University Press.

Nicholson, R. A. & Hogan, R. (1990). The construct validity of social desirability. *American Psychologist, 45,* 290–292.

Obermann, C. (1992). *Assessment Center: Entwicklung, Durchführung, Trends.* Wiesbaden: Gabler.

Ones, D. S. & Viswesvaran, C. (1998). The effect of social desirability and faking on personality and integrity assessment for personnel selection. *Human Performance, 11,* 245–269.

Orlik, P. (1978). Soziale Intelligenz. In K. J. Klauer (Hrsg.), *Handbuch der Pädagogischen Diagnostik* (S. 341–354). Düsseldorf: Swann.

O'Sullivan, M. & Guilford, J. P. (1966). *Six factor test of social intelligence.* Beverly Hills: Sheridian Psychological Services.

Perrez, M. & Reichert, M. (1997). Computergestützte Selbstbeobachtung als Alernative zum Tagebuch? In G. Wilz & E. Brähler (Hrsg.), *Tagebücher in Therapie und Forschung: Ein anwendungsorientierter Leitfaden* (S. 300–314). Göttingen: Hogrefe.

Petermann, F. (1995). Training sozialer Kompetenz bei Kindern und Jugendlichen. In J. Margraf & K. Rudolf (Hrsg.), *Training sozialer Kompetenz* (S. 109–126). Baltmannsweiler: Röttger-Schneider.

Petermann, F. (1999). Training sozialer Kompetenz bei Kindern und Jugendlichen. In J. Margraf & K. Rudolf (Hrsg.), *Soziale Kompetenz – soziale Phobie* (S. 129–144). Hohengehren: Schneider.

Petermann, F. & Petermann, U. (2000). *Aggressionsdiagnostik.* Göttingen: Hogrefe.

Petermann, F. & Petermann, U. (2001). *Training mit aggressiven Kindern.* Weinheim: Beltz.

Petermann, F. & Petermann, U. (2003a). *Training mit Jugendlichen: Förderung von Arbeits- und Sozialverhalten.* Göttingen: Hogrefe.

Petermann, U. & Petermann, F. (2003b). *Training mit sozial unsicheren Kindern.* Weinheim: Beltz.

Petermann, F. & Stein, I. A. (2000). *Entwicklungsfragebogen für Kinder von 6 Monaten bis 6 Jahren (ET 6–6).* Frankfurt: Swets.

Petillon, H. (1980). *Soziometrischer Test für 3. – 7. Klassen (ST 3–7).* Weinheim: Beltz.

Petillon, H. (1984). *Sozialfragebogen für Schüler für 4. bis 6. Klassen (SFS 4–6).* Weinheim: Beltz.

Pynes, J. & Bernardin, H.J. (1992). Mechanical vs. consensus-derived assessment Center ratings: A comparison of job performance validities. *Public Personnel Management, 21,* 17–28.

Pynes, J., Bernardin, H. J., Benton, A. L. & McEvoy, G. H. (1988). Should assessment center dimension ratings be mechanically-derived? *Journal of Business and psychology, 2,* 217–227.

Reis, H. T. & Wheeler, L. (1991). Studing social interaction with the Rochester Interaction Record. In M. P. Zanna (Ed.), *Advances in experimental social psychology* (pp. 269–318). Sab Diego, CA: Academic Press.

Reschke, K. (1995). Soziale Kompetenz entwickeln – Ressourcen entdecken helfen. Interventive Forschung auf der Basis des Kompetenzmodells von Vorwerg & Schröder (1980). In J. Margraf & K. Rudolf (Hrsg.), *Training sozialer Kompetenz* (S. 205–228). Baltmannsweiler: Röttger-Schneider.

Richman-Hirsch, W. L., Olson-Buchanan, J. B. & Drasgow, F. (2000). Examining the impact of administration medium on examinee perceptions and attitudes. *Journal of Applied Psychology, 85,* 880–887.

Riemann, R. & Allgöwer, A. (1993). Eine deutschsprachige Fassung des „Interpersonal Competence Questionnaire“ (ICQ). *Zeitschrift für Differentielle und Diagnostische Psychologie, 14,* 153–163.

Riggio, R. E. (1986). Assessment of basic social skills. *Journal of Personality and Social Psychology, 51,* 649–660.

Riggio, R. E., Messamer, J. & Throckmorton, B. (1991). Social and academic intelligence: Conceptually distinct but overlapping constructs. *Personality and Individual Differences, 12,* 695–702.

Robie, C., Osburn, H. G., Morris, M. A., Etchegaray, J. M. & Adams, K. A. (2000). Effects of the rating process on the construct validity of assessment center dimension evaluations. *Human Performance, 13,* 35–370.

Rolland, J. P. (1999). Construct validity of in-basket dimensions. *European Review of Applied Psychology, 49,* 251–259.

Rotter, J. B. (1966). General expectancies for internal versus external control of reinforcement. *Psychological Monographs, 80,* 1–28.

Sader, M. (1986). *Rollenspiel als Forschungsmethoden.* Opladen: Westdeutscher Verlag.

Sagie, A. & Magnezy, R. (1997). Assessor type, number of distinguishabel dimension categories, and assessment center construct validity. *Journal of Occupational and Organizational Psychology, 70,* 103–108.

Salovey, P. & Mayer, J. D. (1989–90). Emotional Intelligence. *Imagination, Cognition and Personality, 9,* 185–211.

Salovey, P. & Mayer, J. D., Goldman, S. L., Turvey, C. & Palfai, T. P. (1995). Emotional attention, clarity, and repair: Exploring emotional intelligence using the trait meta-mood-scale. In J.W. Pennebaker (Ed.), *Emotion, disclosure, and health* (pp. 125–144). Washington DC: American Psychological Association.

Sammet, I. & Schauenburg, H. (1999). *Stationserfahrungsbogen – SEB: Ein Instrument zur Erfassung des Erlebens stationärer Psychotherapie.* Weinheim: Beltz.

Sagie, A. & Magnezy, R. (1997). Assessor type, number of distinguishable Dimension categories, and assessment center construct validity. *Journal of Occupational and Organiszational Psychology, 70,* 103–108.

Schiff, W., Arnone, W. & Cros, S. (1994). Driving assessment with computer-video scenarios: More is sometimes better. *Behavior Research Methods, Instruments & Computers, 26,* 192–194.

Schippmann, J. S. & Prien, E. P. (1990). Reliability and validity of in-basket performance measures. *Personnel Psychology, 43,* 837–850.

Schmidt, H. (1981b). *Mehrdimensionaler Persönlichkeitstest für Erwachsene (MPT-E).* Braunschweig: Westermann.

Schmidt, H. (1981b). *Mehrdimensionaler Persönlichkeitstest für Jugendliche (MPT-J).* Braunschweig: Westermann.

Schmidt, J. U. (1995). Psychologische Meßverfahren für soziale Kompetenzen. In B. Seyfried (Hrsg.), *Stolperstein Sozialkompetenz. Was macht es so schwierig sie zu erfassen, zu fördern und zu beurteilen.* Berichte zur Beruflichen Bildung Bd. 179 (S. 117–135). Bielefeld: Bertelsmann.

Schmitz, B. & Bretz, H. J. (1997). Auswertungsmöglichkeiten für standardisierte Tagebücher. In G. Wilz & E. Brähler (Hrsg.), *Tagebücher in Therapie und Forschung: Ein anwendungsorientierter Leitfaden* (S. 61–78). Göttingen: Hogrefe.

Schneewind, K. A. & Graf, J. (1998). *Der 16-Persönlichkeits-Faktoren-Test (16PF-R)*. Bern: Huber.

Schuler, H. (1992). Das Multimodale Einstellungsinterview. *Diagnostica, 38,* 281–300.

Schuler, H. (1996). *Psychologische Personalauswahl.* Göttingen: Verlag für Angewandte Psychologie.

Schuler, H., Diemand, A. & Moser, K. (1993). Filmszenen: Entwicklung und Konstruktvalidierung eines neuen eignungsdiagnostischen Verfahrens. *Zeitschrift für Arbeits- und Organisationspsychologie, 37,* 3–9.

Schuler, H. & Marcus, B. (2001). Biographieorientierte Verfahren der Personalauswahl. In H. Schuler (Hrsg.), *Lehrbuch der Personalpsychologie* (S. 175–212). Göttingen: Hogrefe.

Schuler, H. & Stehle, W. (1992). *Biographische Fragebogen als Methode der Personalauswahl.* Göttingen: Verlag für Angewandte Psychologie.

Schulze Willbrenning, B. (2001). *Das Wissen um Regeln sozialen Verhaltens – Entwicklung eines Personalauswahlverfahrens zur Messung sozialer Kompetenzen.* Unveröffentlichte Diplomarbeit Universität Münster.

Schumacher, J., Eisenmann, M. & Brähler, E. (2000). *Fragebogen zum erinnerten elterlichen Erziehungsverhalten (FEE).* Bern: Huber.

Schwab, R. (1997). *Einsamkeit: Grundlagen für die klinisch-psychologische Diagnostik und Intervention.* Bern: Huber.

Schwertfeger, B. (2001). Vorauswahl im Netz. *Management & Training, 4,* 20–22.

Seitz, W. & Rausche, A. (1992). *Persönlichkeitsfragebogen für Kinder 9–14 (PFK 9–14).* Braunschweig: Westermann.

Smith, P. C. & Kendall, L. M. (1963). Retranslation of expections: An approach to the construction of unambiguos anchors for rating scales. *Journal of Applied Psychology, 47,* 149–155.

Snyder, C. R. (1985). Collaborative companions: The relationship of self-deception and excuse making. In M. Martin (Ed.), *self-deception and self-understanding* (pp. 35–51). Lawrence KS: University of Kansas Press.

Spool, M. D. (1978). Training programms for observers of behavior: *A review. Personnel Psychology, 31,* 853–888.

Spychalski, A. C., Quinones, M. A. & Pohley, K. (1997). Asurchvey of assessment center practice in organizations in the United States. *Personnel Psychology, 50,* 71–90.

Stangier, U., Heidenreich, T., Berardi, A., Golbs, U. & Hoyer, J. (1999). Die Erfassung sozialer Phobien durch die Social interaction Anxiety Scale (SIAS) und die Social Phobia Scale (SPS). *Zeitschrift für Klinische Psychologie, 28,* 28–36.

Stephan, E., Lamm, H. & Fäth, M. (1989). Zur Validität der deutschen Fassung der UCLA-Einsamkeitsskala. *Diagnostica, 35,* 153–166.

Stoskopf, C. H., Gli, D. C., Baker, S. L., Ciesla, J. R. & Cover, C. M. (1992). The reliability and construct validity of a behaviorally anchored rating scale used to measure nursing assistant performance. *Evaluation Review, 16,* 333–345.

Stumpf, H., Angleitner, A., Wieck, T., Jackson, D. N. & Beloch-Til, H. (1985). *Deutsche Personality Research Form (PRF).* Göttingen: Hogrefe.

Sundvik, L. & Lindeman, M. (1998). Acquaintance and the discrepany between supervisor and self-assessment. *Journal of Social Behavior and Personality, 13,* 117–126.

Sturzbecher, D. & Freytag, R. (2000). *Familien- und Kindergarten-Interaktions Test (FIT-KIT).* Göttingen: Hogrefe.

Tedeschi, J. T., Lindskold, S. & Rosenfield, P. (1985). *Introduction to social psychology.* St. Paul: West.

Tewes, U. (1991). *Hamburg-Wechsler-Intelligenztest für Erwachsene Revision 1991 (HAWIE-R).* Göttingen: Hogrefe.

Tewes, U., Rossmann, P. & Schallberger, U. (Hrsg.). (2000). *Hamburg-Wechsler-Intelligenztest für Kinder III (HAWIK-III).* Göttingen: Hogrefe.

Thorndike, E. L. (1920). Intelligence and its use. *Harper's Magazin, 140,* 227–235.

Torgrud, L. & Holborn, W. (1992). Developing extarnally valid role-play for assessment of social skills: A behavior analytic perspective. *Behavioral Assessment, 14,* 145–177.

Tschuschke, V., Hess, H. & MacKenzie, K.R. (1991). Der Gruppenklimafragebogen (GCQ-S): Methodik und Anwendung eines Meßinstrumentes zum Gruppenerleben. *Gruppenpsychotherapie und Gruppendynamik, 26,* 340–359.

Torgrud, L. J. & Holborn, W. (1992). Developing externally valid role-play for assessment of social skills: A behavior analytic perspective. *Behavioral Assessment, 14,* 245–277.

Turnage, J. J. & Muchinsky, P. M. (1982). Transsituational variability in human performance within assessment centers. *Organizational Behavior and Human Performance, 30,* 174–200.

Ullrich, R. & de Muynck, R. (1998). *Einüben von Selbstvertrauen – Grundkurs* (6. Aufl.). München: Pfeiffer.

Ullrich, R. & Ullrich de Muynck, R. (Hrsg.). (1978). *Soziale Kompetenz: Experimentelle Ergebnisse zum Assertiveness-Training-Programm ATP.* München: Pfeifer.

Ullrich, R. & Ullrich de Muynck, R. (1999). Selbstwertstörung und soziale Phobie – (Hrsg.), *Soziale Kompetenz – soziale Phobie* (S. 99–128). Hohengehren: Schneider.

Unnewehr, S., Schneider, S. & Margraf, J. (1998). *Diagnostisches Interview bei Psychischen Störungen bei Kindern und Jugendlichen (Kinder-DIPS).* Berlin: Springer.

Vaughn, S. & Haager, D. (1994). The measurement and assessment of social skills. In G.R. Lyon (Ed.), *Frames of reference for the assessment of learning disabilities.* (S. 555–570). Baltimore: Brookes.

Viswesvaran, C. & Ones, D. S. (1999). Meta-analyses of fakability estimates: Implications for personality measurement. *Educational and Psychological Measurement, 59,* 197–210.

Wagner, H. & Baumgärtel, F. (1978). *Hamburger Persönlichkeitsfragebogen für Kinder (HAPEF-K).* Göttingen: Hogrefe.

Walker, R.E. & Foley, J.M. (1973). Social intelligence: Its history and measurement. *Psychological Reports, 33,* 839–864.

Waters, E. & Sroufe, L. A. (1983). Social competence as a developmental construct. *Developmental Review, 3,* 79–97.

Weekley, J. A. & Jones, C. (1997). Video-based situational testing. *Personnel Psychology, 50,* 25–49.

Wilz, G. & Brähler, E. (Hrsg.). (1997). *Tagebücher in Therapie und Forschung: Ein anwendungsorientierter Leitfaden.* Göttingen: Hogrefe.

Woehr, D. J. (1992). Performance dimensions accessibility: Implications for rating accurarcy. *Journal of Organizational Behavior, 13,* 357–367.

Zerssen, D. v., Pfister, H. & Koelle, D.-M. (1988). The Munich Personality Test (MPT): A short questionnaire for self-rating and relatives' rating of personality traits. *European Archives of Psychiatry and Neurological Sciences, 238,* 73–93.

Zielke, M. (1979). *Kieler Änderungssensitive Symptomliste (KASSL).* Weinheim: Beltz.

Herausgegeben von Franz Petermann und Heinz Holling

Kompendien
Psychologische Diagnostik

Die Reihe: Die Psychologische Diagnostik bietet ein immer größeres Spektrum an Erhebungsverfahren, das von systematischen Ansätzen zur Befragung und Beobachtung bis zum Einsatz psychometrischer Tests und physiologischer Registriermethoden reicht. Die gezielte Auswahl geeigneter Verfahren und die Kombination verschiedener Ansätze zu einer ökonomischen Diagnosestrategie wird daher immer schwieriger. Die Bände der Reihe geben Übersichten zu zentralen Gebieten der Psychologischen Diagnostik mit dem Ziel, die diagnostische Kompetenz im Alltag zu erhöhen.

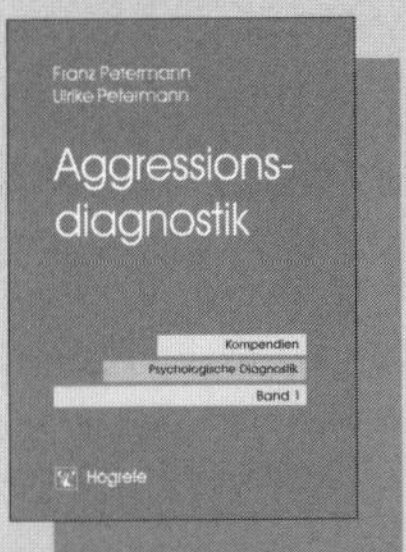

Franz Petermann
Ulrike Petermann

Aggressions-diagnostik

Band 1: 2000, 119 Seiten,
€ 19,95 / sFr. 35,90
ISBN 3-8017-1421-7

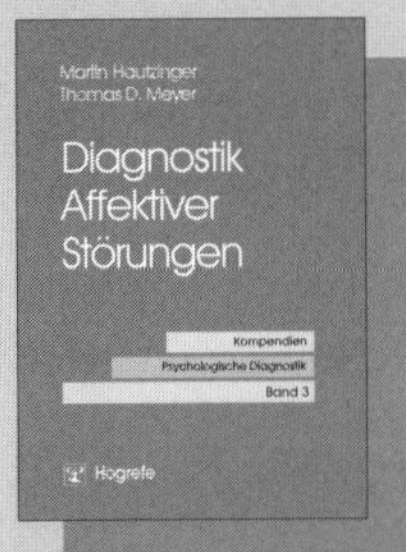

Martin Hautzinger
Thomas D. Meyer

Diagnostik Affektiver Störungen

Band 3: 2002, 119 Seiten,
€ 19,95 / sFr. 33,90
ISBN 3-8017-1457-8

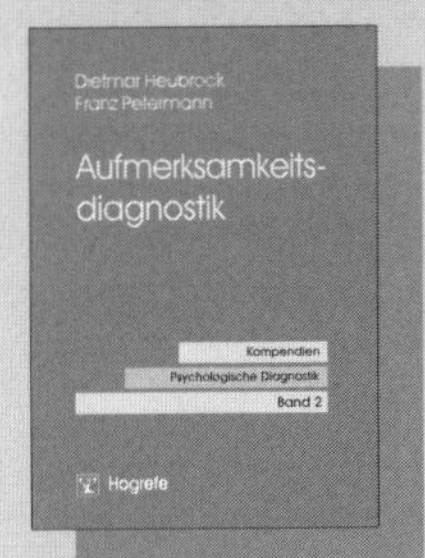

Dietmar Heubrock
Franz Petermann

Aufmerksam-keitsdiagnostik

Band 2: 2001, 105 Seiten,
€ 19,95 / sFr. 35,90
ISBN 3-8017-1431-4

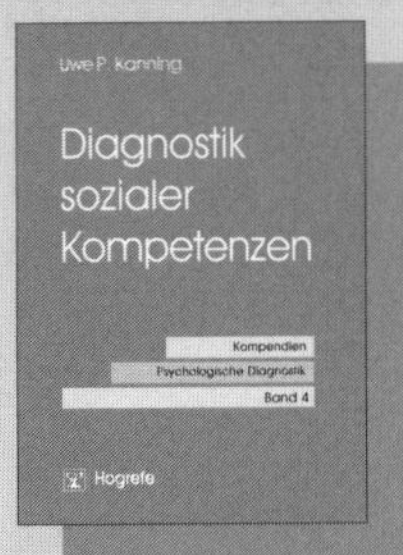

Uwe Peter Kanning

Diagnostik sozialer Kompetenzen

Band 4: 2003, 138 Seiten,
€ 19,95 / sFr. 33,90
ISBN 3-8017-1641-4

In Vorbereitung

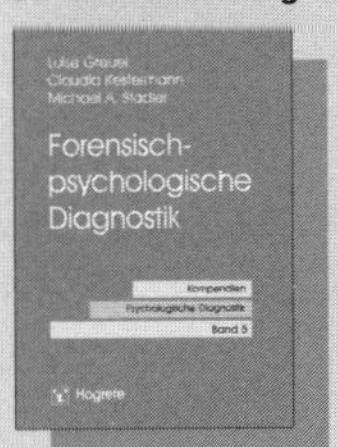

Band 5
Luise Greuel / Claudia Kestermann
Michael A. Stadler

Forensisch-psychologische Diagnostik

ISBN 3-8017-1460-8

In Vorbereitung

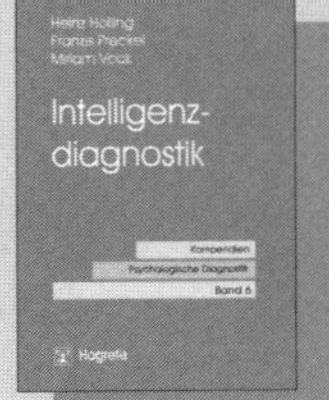

Band 6
Heinz Holling
Franzis Preckel / Miriam Vock

Intelligenz-diagnostik

ISBN 3-8017-1626-0

Hogrefe

Hogrefe-Verlag
Rohnsweg 25 • 37085 Göttingen
Internet: www.hogrefe.de